W0259114

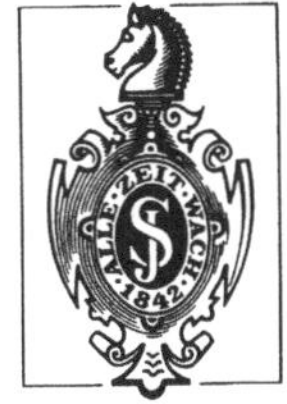

Christof Sohn · Hans-Raimund Casser

Meniskus-sonographie

Mit 280 Abbildungen

Springer-Verlag Berlin Heidelberg New York
London Paris Tokyo

Dr. med. Christof Sohn
Abteilung Gynäkologie

Dr. med. Hans-Raimund Casser
Abteilung Orthopädie

Klinikum Aachen
Pauwelsstraße 1
5100 Aachen

ISBN-13:978-3-642-73379-6 e-ISBN-13:978-3-642-73378-9
DOI: 10.1007/978-3-642-73378-9

CIP-Kurztitelaufnahme der Deutschen Bibliothek
Sohn, Cristof: Meniskussonographie / Christof Sohn ; Hans-Raimund Casser.
Berlin ; Heidelberg ; New York ; London ; Paris ; Tokyo : Springer, 1988
ISBN-13:978-3-642-73379-6

NE: Casser, Hans-Raimund:

Softcover reprint of the hardcover 1st edition 1988

Satz: H. Hagedorn, Berlin

2121 / 3020-543210

Geleitwort

Die Entwicklung der Sonographie hat in den letzten Jahren außerordentliche Fortschritte gemacht. Obwohl schon in den frühen siebziger Jahren erste Gelenkstrukturen sonographisch erfaßt werden konnten, gelang erst Dank der grundlegenden Arbeiten des österreichischen Dozenten für Orthopädie Dr. R. Graf der Durchbruch der Sonographie als Routineuntersuchung der Säuglingshüfte in der Orthopädie. Das einmal entfachte Interesse für die Sonographie führte zur Entwicklung der „Arthrosonographie“, die viele Gelenke und ihre paraartikulären Strukturen der sonographischen Untersuchung zugängig machte und damit bald große diagnostische Fortschritte ermöglichte.

Vor mehr als 15 Jahren waren erste sonographische Untersuchungen von Baker-Zysten der Kniekehle bekannt geworden, Kniebinnenstrukturen jedoch waren zunächst sonographisch nicht darzustellen. Erst die Weiterentwicklung der Ultraschalltechnik und die größere Erfahrung der Untersucher führten zu einer zuverlässigen sonographischen Darstellung der Menisci des Kniegelenkes in allen ihren Abschnitten.

Das vorliegende Buch beruht auf den mehrjährigen Erfahrungen zweier sachkundiger, engagierter Ultraschalluntersucher, die sowohl ihre klinischen Erfahrungen wie auch ihre experimentellen Untersuchungen zusammengetragen haben, um ein praktikables sonographisches Untersuchungskonzept für Menisci vorzustellen. Anhand zahlreicher Beispiele werden die Möglichkeiten, aber auch die Fehler und Grenzen der sonographischen Meniskusdiagnostik aufgezeigt.

Schon heute läßt sich erahnen, daß die Entwicklung der Ultraschalldiagnostik auch hier nicht haltmachen wird und weitere Fortschritte auf dem Gebiet der Sonographie zu erwarten sind.

Möge dieses Buch entsprechend dem Wunsch der beiden Autoren sowohl dem interessierten Anfänger als auch dem fortgeschrittenen Ultraschalluntersucher als Anleitung und als Nachschlagewerk für Meniskussonographie dienlich sein.

Aachen, 1. Juni 1988 Prof. Dr. med. J. Ohnsorge

Vorwort

Die ersten Ergebnisse der experimentellen und klinischen Studien zur Meniskussonographie sind im Jahr 1986 vorgestellt worden. Seitdem konnte an zahlreichen Patienten inzwischen gezeigt werden, daß die Meniskussonographie in der Beurteilung von Rupturen bei entsprechender Übungspraxis eine hohe Zuverlässigkeit aufweist.

Dies trug entscheidend dazu bei, daß das neue Gebiet der Ultraschalldiagnostik innerhalb kurzer Zeit außerordentlich populär wurde. Bei aller Freude über den Erfolg dieser neuartigen Untersuchungstechnik muß aber vor jeder Euphorie hinsichtlich ihrer leichten Handhabung gewarnt werden. Dies kann der Methode nur schaden; denn selten ist ein Verfahren derartig von der Erfahrung des Untersuchers abhängig wie die Meniskussonographie.

Die zunehmende Verbreitung der Meniskussonographie und die Anwendung dieser Methode in der Hand unerfahrener Untersucher führte zu einer hohen Rate von Fehldiagnosen. Vor allem die Berücksichtigung unzutreffender Kriterien zur Diagnostik einer Meniskusläsion ist für die Ernüchterung mancher Untersucher verantwortlich. Um zu vermeiden, daß derartige Fehler der Meniskussonographie angelastet werden, soll im folgenden versucht werden, die sonographischen Kriterien einer Meniskusläsion herauszuarbeiten und anhand zahlreicher Beispiele zu verdeutlichen.

Unser besonderer Dank gilt Herrn H. Dudwiesus, SMS, für die Übernahme des Kapitels „Physikalische Grundlagen", Herrn Dr. W. van Laack für die arthroskopische Unterstützung unserer Vergleichsuntersuchungen und Herrn A. Kiekenbeck für die organisatorische Hilfe und Archivierung der Befunde.

Aachen, 1. Juni 1988

Christof Sohn
Hans-Raimund Casser

Inhalt

1 Einleitung

1.1 Physikalische Grundlagen

H. Dudwiesus

1.1.1 Physik des Schalls

Körper, die in Schwingung versetzt werden, rufen in ihrer Umgebung wechselweise Druck- und Unterdruckzonen hervor.

Abhängig von der Dichte und der Elastizität des umgebenden Mediums breiten sich diese Dichteschwankungen mit einer materialspezifischen Geschwindigkeit aus:

- Luft: 330 m/s,
- Wasser: 1480 m/s,
- Gewebeweichteile: zwischen 1460 und 1615 m/s.

Beim Auftreffen dieser Druckschwankungen auf einen zweiten schwingungsfähigen Körper folgt dieser den Oszillationen des Übertragungsmediums, schwingt also in gleicher Weise wie der Sender.

Beim tiefsten Ton eines Kontrabassses schwingen Seite und Resonanzboden des Instruments mit einer Frequenz von 32 Schwingungen pro Sekunde. Der Resonanzboden zwingt die umgebende Luft, diesen Schwingungen zu folgen, wobei Druckschwankungen hervorgerufen werden, die etwa 10 m weit auseinanderliegen. Treffen diese Druckschwankungen (sog. Longitudinalwellen) auf das Gehör eines Empfängers, so wird dessen Trommelfell gezwungen, diesen Schwingungen zu folgen. Der Hörer empfindet diese – vergleichsweise niederfrequente – Schwingung subjektiv als einen dunklen Ton.

Als hell klingend empfinden wir dagegen Frequenzen ab etwa 2000 Schwingungen pro Sekunde. Die Wellenlänge, also der Abstand zwischen jeweils 2 Dichtezonen beträgt bei dieser Tonhöhe nur noch 16 cm.

Für den Begriff „Schwingung pro Sekunde“ wird in Physik und Technik die Maßeinheit „Hertz“ verwendet (1000 Hz = 1 kHz, 1000 kHz = 1 MHz).

Der physiologische Hörbereich erstreckt sich auf einen Frequenzbereich zwischen 16 Hz und (abhängig vom Lebensalter) 10–20 kHz. Frequenzen unterhalb von 16 Hz werden daher als Infraschall, Frequenzen oberhalb von 20 kHz als Ultraschall bezeichnet.

Die räumlichen Ausbreitungseigenschaften von Schallwellen sind sowohl von der erzeugten Frequenz als auch von der Größe des Schallerzeugers abhängig. Ist

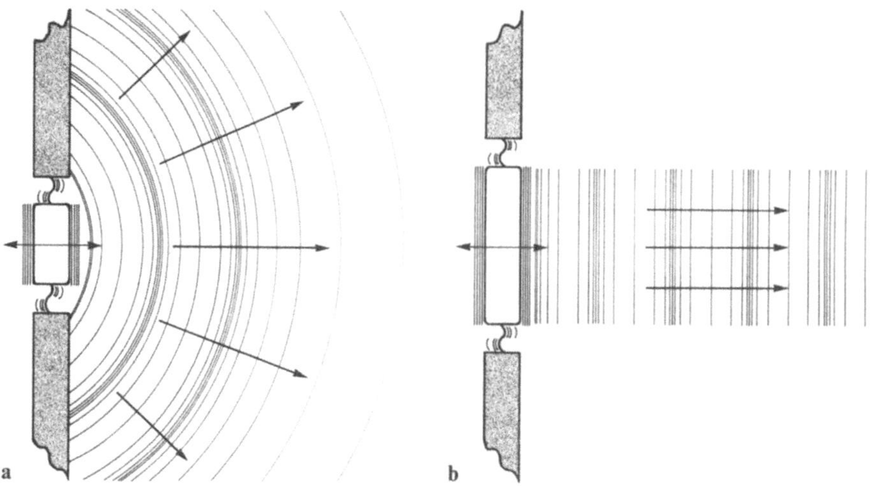

Abb. 1 a, b. Abhängigkeit der räumlichen Abstrahleigenschaften vom Durchmesser eines Schallerzeugers

der Durchmesser der strahlenden Fläche deutlich kleiner als die Distanz zwischen jeweils zwei Druckzonen, breitet sich der Schall nahezu kugelförmig aus. Ist im umgekehrten Fall der Schallerzeuger wesentlich größer als die Wellenlänge, kommt es zu einer gerichteten Abstrahlung (Abb. 1).

Wenn demzufolge ein gut fokussierter Schallstrahl mit Hilfe eines kleinen, leicht zu handhabenden Strahlers erzeugt werden soll – wiedies in der medizinischen Diagnostik gefordert wird – dann ist die Verwendung einer sehr hohen Frequenz unumgänglich. Die derzeit im Rahmen der Ultraschalldiagnostik eingesetzten Geräte arbeiten deshalb je nach Einsatzgebiet mit einer Ultraschallfrequenz zwischen 1 und 10 MHz.

1.1.2 Erzeugung und Ausbreitungseigenschaften von Ultraschall

Um 1880 wurde von Pierre und Jacques Curie das Phänomen der sog. Piezoelektrizität entdeckt und beschrieben. Hierunter versteht man die Eigenschaft bestimmter Kristalle, einen mechanischen Druck in elektrische Spannung zu transformieren und umgekehrt. Wird an ein entsprechend geeignetes Kristallscheibchen eine elektrische Spannung gelegt, so baut sich zwischen den metallisierten Stirnflächen des Kristalls ein elektrisches Feld auf. Dieses elektrische Feld formiert die Moleküle des Kristalls derart um, daß der Kristall insgesamt mehr Volumen einnimmt, sich ausdehnt (Abb. 2a). Nach Umpolung der Spannungsquelle, d.h. nach Vertauschen des Plus- und Minuspols, kommt es innerhalb des Kristalls zu einer Anziehung der verschiedenen Ladungsträger und damit zu einer Verdichtung des Kristallgitters. Die äußere Spannung bewirkt in diesem Falle also ein Zusammenziehen des Kristalls (Abb. 2b).

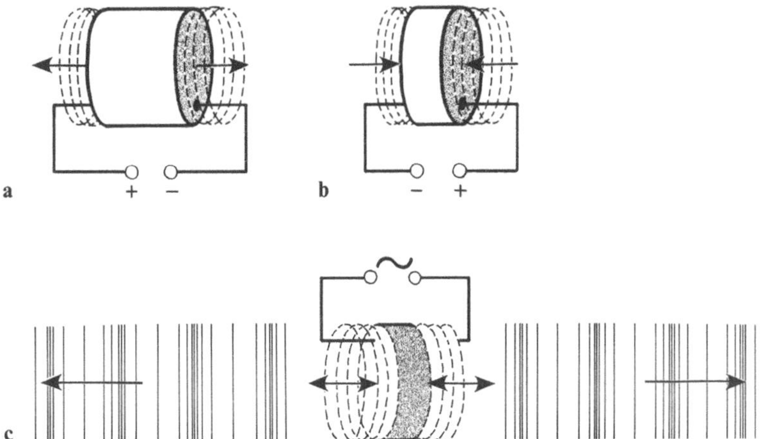

Abb. 2a–c. Erzeugung von Schall durch Nutzung des Piezo-Effekts

Die mechanischen Bewegungen folgen der angelegten Spannung äußerst trägheitsarm. Wird deshalb eine elektrische Wechselspannung, d.h. eine Spannung, deren Polarität ständig und schnell wechselt, an den Kristall gelegt, so verdickt und verdünnt sich dieser im Rhythmus der Wechselspannung. Der Kristall strahlt somit Schall ab, dessen Frequenz der angelegten Wechselspannung entspricht. Da der Kristall auch schnellen Spannungsänderungen sehr schnell mechanisch zu folgen vermag, sind Quarzkristalle zur Abstrahlung sehr hoher Frequenzen und damit zur Abstrahlung von Ultraschall besonders geeignet (Abb. 2c).

Da Quarzkristalle umgekehrt auch mechanische Druckschwankungen in elektrische Energie umwandeln können, lassen sie sich nicht nur zur Abstrahlung, sondern auch zum Empfang von Ultraschallwellen verwenden. In diesem Falle bewirkt das wechselweise Auftreffen von Druck- und Unterdruckzonen auf den Kristall die Erzeugung einer elektrischen Wechselspannung mit der Frequenz des empfangenen Schalls.

Alle heute in der Routinediagnostik eingesetzten Ultraschallgeräte arbeiten nach dem Reflexions- oder Echoverfahren. Hierbei wird Ultraschall in den Körper hineingestrahlt und der vom biologischen Gewebe zurückgeworfene Schall zur Bildgewinnung ausgenutzt.

Abhängig von ihren sehr spezifischen Absorptions- und Reflexionseigenschaften lassen sich alle im Körper vorkommenden Medien einer der 3 folgenden Gruppen zuordnen:

Nichtreflektierende (echofreie) Strukturen. Hierzu gehören vornehmlich alle körpereigenen Flüssigkeiten (Abb. 3a). Flüssigkeiten leiten die in der Ultraschalldiagnostik üblichen Frequenzen sehr gut; es kommt weder zu Reflexionen noch zu Absorptionen. Gallenblase, Harnblase, Zysten, die flüssigkeitsgefüllten Areale bei Aszites und – mit leichten Einschränkungen – das Blut stellen sich demzufolge im Ultraschallbild reflexfrei dar.

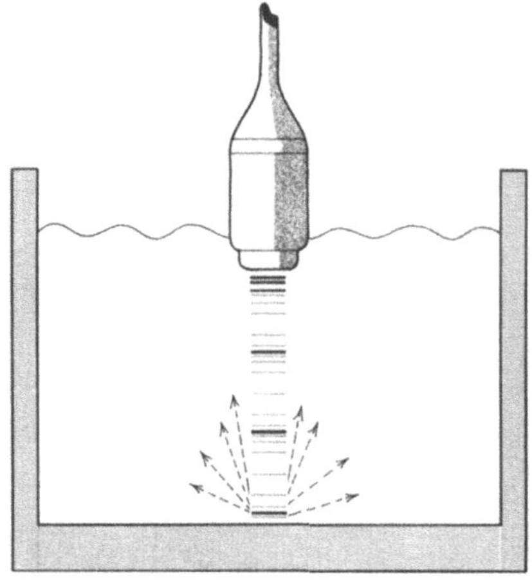

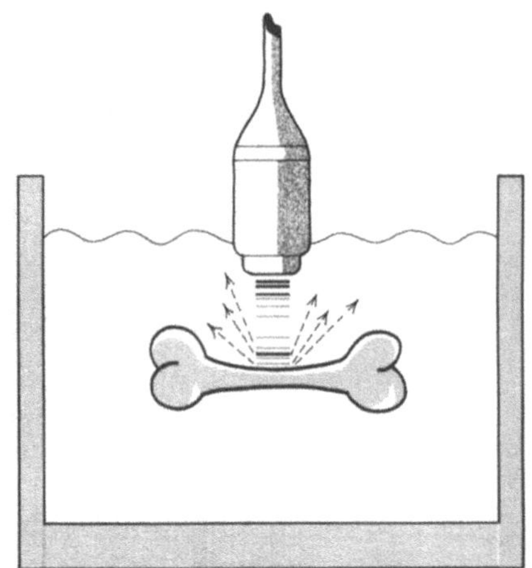

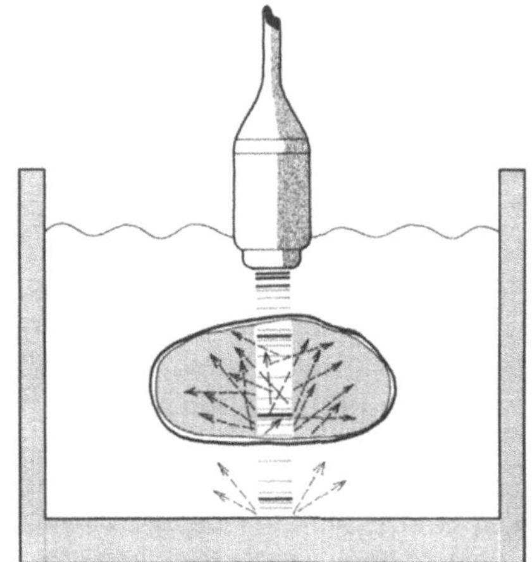

Abb. 3a–c. Schalleitfähigkeit und Reflexionseigenschaften der verschiedenen im Körper vorkommenden Medien

Zu den schalleitfähigen, nichtreflektierenden Medien gehören auch einige weiche Knorpelstrukturen bei Neugeborenen.

Totalreflektierende Medien. Sowohl Knochen (Abb. 3b) wie auch Gase weisen aufgrund ihrer Molekularstruktur oder ihrer Inhomogenität eine äußerst begrenzte Schalleitfähigkeit auf. Innerhalb des menschlichen Körpers kommt es deshalb an der Oberfläche luftgefüllter Darmschlingen zu einer Totalreflexion, an der Oberfläche von Knochen zu etwa 60%iger Reflexion, wobei die restlichen 40% der eingestrahlten Ultraschallenergie in den oberen Schichten des Knochens durch Dämpfung verlorengehen. Dabei wird der Schall aufgrund der relativ rauhen, porösen Oberfläche nicht in eine bestimmte Richtung, sondern völlig diffus zurückgeworfen.

Echogene Strukturen. Hierunter ist das Weichteilgewebe mit seinem weniger extremen Absorptions- und Reflexionsverhalten zu verstehen (Abb. 3c). Der

Ultraschall durchdringt zwar unter geringen Absorptionsverlusten das Gewebe, jedoch werden infolge der natürlichen Inhomogenität des Parenchyms kleinste Anteile des eingestrahlten Ultraschalls reflektiert. Die Reflexion entsteht demzufolge nicht nur an der Oberfläche des Organs, sondern über dessen gesamten Querschnitt. Da die Ultraschallwelle auf ihrem Weg durch das Gewebe ständig an Energie verliert, sind die aus der Tiefe stammenden Reflexionen wesentlich schwächer als die von der Oberfläche zurückgeworfenen Signale.

Entscheidend für das Reflexionsverhalten ist jedoch nur zum Teil der innere Aufbau eines Mediums. Die Totalreflexion an der Oberfläche eines gasgefüllten Raums ist insbesondere die Folge des sog. Impedanzsprungs: Beim Übergang der Schallwelle von einem Medium bestimmter Dichte in ein anderes Medium verursacht die sprunghafte Änderung der Impedanz (Schalleitungswiderstand) die extreme Reflexion der eingestrahlen Welle. Derartige stark reflektierende Übergänge werden deshalb auch als „akustische Grenzflächen" bezeichnet.

1.1.3 A-Bild-Technik

Das älteste und zugleich einfachste Verfahren, um die Reflexionen biologischer Strukturen und Konturen bildlich darzustellen, ist das A-Bild-Verfahren. Es stellt zugleich die Basis für alle modernen sonographischen Abtast- und Abbildungstechniken dar. Die Bildsequenz in Abb. 4 verdeutlicht die Entstehung des A-Bildes: Ein in ein Wasserbad tauchender Kristall erzeugt nach Ansteuerung mit einer hohen elektrischen Spannung einen extrem kurzen Ultraschallimpuls (d. h. nur eine einzige Druckwelle). Dieser Schallimpuls weist in Abhängigkeit von der verwendeten Frequenz nur eine Länge von ca. 1 µs auf, dies entspricht einer räumlichen Ausdehnung von einigen Zehntel Millimetern. Neben der Abstrahlung von Ultraschallimpulsen hat der Kristall die Aufgabe, zurückkehrende Reflexe aufzunehmen und in eine elektrische Spannung zu transformieren.

Zur Darstellung der Echosignale wird eine Kathodenstrahlröhre verwendet. Innerhalb des Röhrenhalses werden von einem Glühfaden Elektronen ausgesandt, mit Hilfe hoher elektrischer Spannungen strahlförmig gebündelt und zur Vorderwand der Röhre beschleunigt. Hier prallen die Elektronen mit hoher Geschwindigkeit auf eine Leuchtschicht, so daß an dieser Stelle ein Lichtpunkt entsteht.

Zwischen Strahlsystem und Leuchtschirm befindet sich ein elektrisches Ablenksystem, das den Elektronenstrahl senkrecht und waagerecht aus seiner gradlinigen Bahn lenken kann. Mit Hilfe dieser Einrichtung kann der Lichtpunkt über den Bildschirm bewegt werden und jede beliebige Position einnehmen.

Vor dem Abstrahlen des ersten Ultraschallimpulses wird der Strahl vertikal nach oben abgelenkt, der Lichtpunkt demzufolge am oberen Bildschirmrand positioniert. Mit der Anregung des Kristalls beginnt sofort eine Ablenkung des Elektronenstrahls nach unten, so daß sich auch der auf dem Bildschirm sichtbare Lichtpunkt senkrecht nach unten bewegt. Gleichzeitig entfernt sich der Schallimpuls mit der für Wasser spezifischen Geschwindigkeit von etwa 1480 m/s vom Schallkopf. Bereits nach wenigen Mikrosekunden hat die Schalldruckzone das schwach reflektierende Objekt innerhalb des Beckens erreicht. Ein Teil der

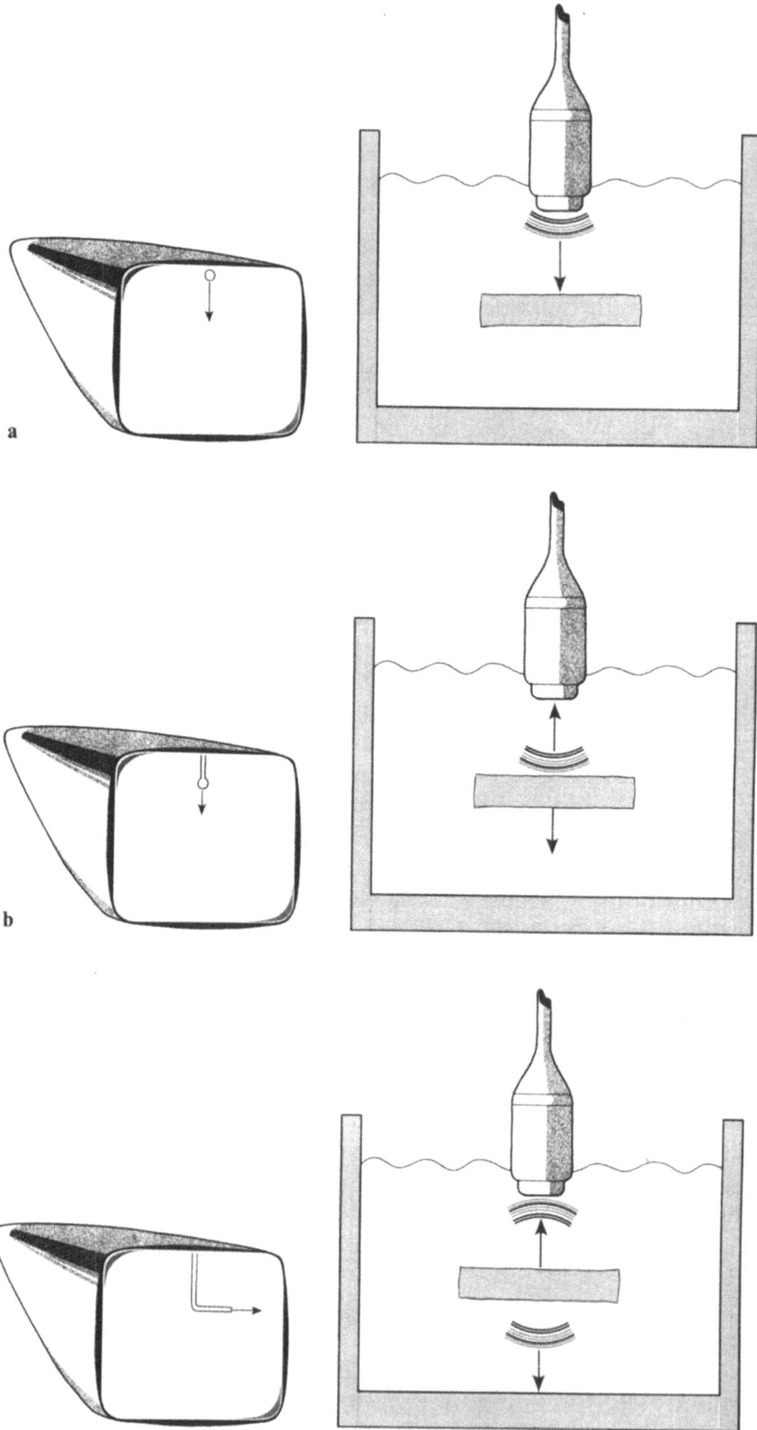

Abb. 4a–f. Schematische Darstellung zur Entstehung des A-Bildes am Modell

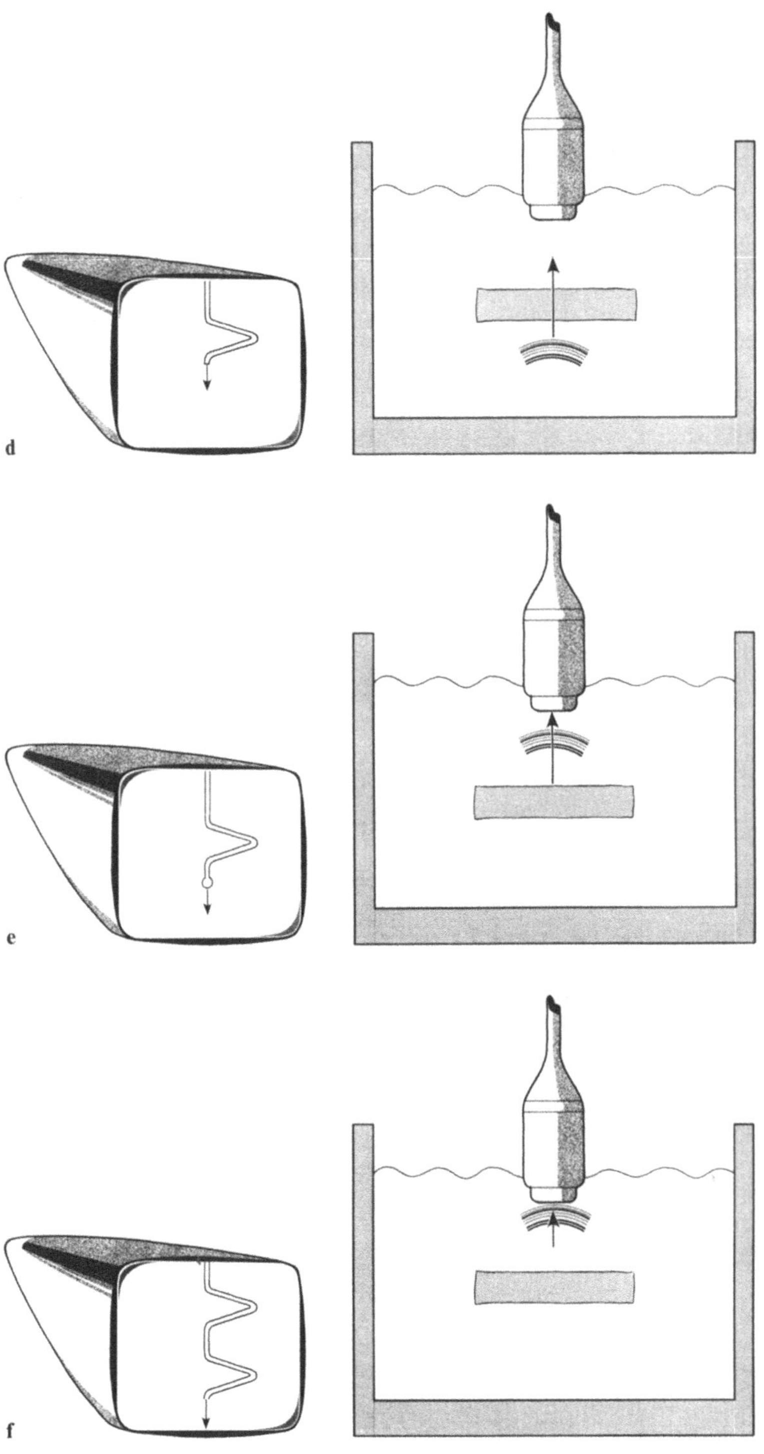

Abb. 4. (Fortsetzung)

Schallenergie kann dieses Objekt passieren, ein anderer Teil wird reflektiert und unter anderem zum Schallkopf zurückgestrahlt. Sobald diese Reflexion am Kristall eintrifft, wandelt dieser nach dem eingangs erwähnten Piezoeffekt die Schallenergie in elektrische Energie um und leitet diese zum Ultraschallgerät weiter. Hier wird die Energie des Reflexes nach entsprechender Verstärkung dazu verwendet, den Elektronenstrahl horizontal nach rechts abzulenken. Da sich der Elektronenstrahl in diesem Moment bereits etwa in der Mitte des Bildlschirms befindet, wird er aus dieser Position heraus kurz nach rechts abgelenkt, kehrt jedoch aufgrund der Kürze des Reflexionssignals sofort wieder zur Basislinie zurück. Auf dem Bildschirm entsteht demzufolge eine kurze Zacke. Während sich der Elektronenstrahl weiterhin gleichförmig nach unten bewegt, befindet sich der Teil des Ultraschallpulses, der ursprünglich das Objekt passieren konnte und dann vom Boden des Beckens reflektiert wurde, bereits wieder auf dem Rückweg. Beim Eintreffen dieses Reflexes am Kristall wandelt dieser wiederum die Schallenergie in elektrische Energie um, und es kommt zu einer erneuten horizontalen Ablenkung des Elektronenstrahls. Dieser hat inzwischen nahezu den unteren Bildschirmrand erreicht, so daß hier nun eine zweite Zacke zur Darstellung kommt.

Beide reflektierenden Grenzschichten unterhalb des Kristalls haben sich demzufolge auf dem Bildschirm als Signalzacken dargestellt. Eine entsprechende Skalierung oder ein Tiefenmaßstab auf dem Bildschirm würde auch eine exakte Positions- und Abstandsbestimmung erlauben. Die Größe der dargestellten Amplituden ist bei diesem Verfahren abhängig von der Intensität der zurückkehrenden Signale. Die schwachen Echosignale des gut schalleitfähigen Reflektors rufen eine kleinere Amplitude hervor als der Boden des Gefäßes.

Die Darstellung der Intensität eines Echosignals in Form von Amplituden (A) hat diesem Verfahren den Namen A-Mode gegeben. Aufgrund der Schallgeschwindigkeit von 1480 m/s nimmt der Aufbau eines A-Bildes nur sehr kurze Zeit in Anspruch (0,13 ms bei 10 cm Untersuchungstiefe). Um ein kontinuierliches Bild zu erhalten, wird jedesmal nach Empfang des letzten Echos der Kristall erneut aktiviert und ein weiteres Bild aufgebaut. Die Bildfrequenz des A-Bild-Verfahrens liegt demzufolge sehr hoch, bei etwa 1000–3000 Bildern pro Sekunde.

Das A-Bild-Verfahren wird auch heute noch in der sonographischen Diagnostik eingesetzt, speziell in der Neurologie und im HNO-Bereich. Im Rahmen der neurologischen Diagnostik wird der Schallkopf derart an der Schläfe eines Patienten plaziert, daß ein Mittelecho von den zentral gelegenen Strukturen des Gehirns (Falx cerebri) und ein weiteres Echo von der distalen Schädelwand entsteht. Die hier als Enzephalographie bezeichnete Technik gestattet die Erkennung raumfordernder Prozesse an zusätzlich dargestellten Echosignalen zwischen Falx- und Schädelecho sowie an einer asymmetrischen Position des Mittelechos.

Im Rahmen der HNO-Diagnostik wird das A-Bild-Verfahren zur Untersuchung der Nasennebenhöhlen eingesetzt. Hier wird – zuverlässiger als mit anderen nichtinvasiven Verfahren – geprüft, ob sich nur ein Eintrittsecho darstellen läßt (kein Inhalt der Nasennebenhöhlen) oder auch ein Echo der Rückwand (Nebenhöhle ist mit schalleitfähigem Sekret gefüllt).

1.1.4 B-Bild-Technik

Die sog. B-Mode-Technik stellt eine Modifikation der vorausgehend beschriebenen A-Mode-Technik dar, wobei jedoch die Echointensitäten nicht in Form von Amplitudenzacken, sondern als Helligkeitswerte dargestellt werden.

Wie beim A-Mode-Gerät bewegt sich – synchronisiert mit dem abgestrahlten Ultraschallimpuls – ein Elektronenstrahl gleichförmig vom oberen zum unteren Bildrand. Ein spezielles Steuergitter zwischen Strahlsystem und Leuchtschirm fängt jedoch die Elektronen auf, so daß diese die Leuchtschicht nicht erreichen. Nur dann, wenn der Kristall ein Echosignal empfängt, wird dieses Signal nach entsprechender Verstärkung dazu verwendet, das Steuergitter kurz abzuschalten, so daß in diesem Moment der Elektronenstrahl den Bildschirm erreicht und hier einen Lichtpunkt hinterläßt. Die räumliche Lage der Lichtpunkte entspricht somit der Position der Zacken im A-Bild. Die Intensität der Echosignale steuert den Grad der Durchlässigkeit des Gitters, so daß sich die Echointensität als Helligkeitswert ("brightness") darstellt.

1.1.5 Zweidimensional abbildende Geräte (Schnittbildgeräte)

Geräte zur zweidimensionalen Darstellung (Schnittbilddarstellung) arbeiten heute überwiegend in der sog. „Real-time-Technik". Diese Technik ermöglicht einen selbständigen, schnellen Bildaufbau und damit auch die Darstellung von Muskel- und Atembewegungen sowie von Pulsationen usw.

Abhängig von der Geometrie des Schnittbildes wird zwischen dem Parallelscanverfahren und dem Sektorscanverfahren unterschieden.

Parallelscantechnik

Zur Erzeugung von Schnittbildern im Parallelscanverfahren wird heute überwiegend die sog. Multielementtechnik (Linear-array-Technik) eingesetzt. Hierbei entsteht das Schnittbild mit Hilfe vieler in einer Reihe angeordneter Kristalle, dem "array". Jedem Kristall ist auf dem Bildschirm des Sonographiegeräts eine eigene Bildlinie zugeordnet, auf der – wie vorstehend beschrieben – im entsprechenden Abstand ein vom Echo ausgelöster Lichtpunkt entsteht. So stellen sich die vom 1. Kristall abgestrahlten und nach Reflexion zurückkehrenden Schallimpulse auf der ersten Linie, die Schallimpulse vom 2. Schwinger auf der zweiten Linie dar usw. (Abb. 5).

Aufgrund der diffusen Reflexionseigenschaften der biologischen Grenzflächen können nicht alle Kristalle gleichzeitig aktiviert werden; vielmehr muß nacheinander Zeile für Zeile aufgebaut werden. Erst wenn die aus der maximalen Tiefe zurückkehrenden Reflexionen beim empfangsbereiten ersten Kristall eingetroffen sind und die entsprechende Zeile aufgebaut ist, kann der zweite Kristall sein Sendesignal abstrahlen und der Aufbau der zweiten Bildzeile beginnen. Erst nach dem kompletten Aufbau dieser zweiten Bildzeile kann der dritte Kristall angesteuert werden usw.

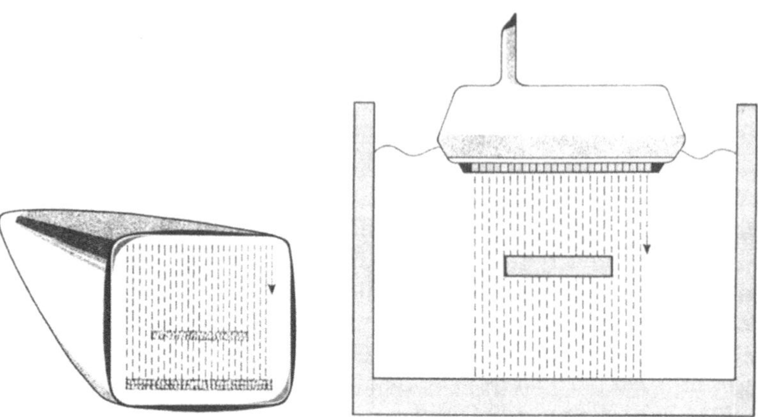

Abb. 5. Entstehung eines zweidimensionalen Schnittbildes bei Anwendung eines Multielementschallkopfs

Dadurch nimmt der komplette Bildaufbau bei einer Darstellungstiefe von 10 cm und 120 Bildzeilen etwa 0,025 s in Anspruch, so daß unter diesen Bedingungen etwa 40 Bilder pro Sekunde aufgebaut werden können.

Um eine hohe Detailauflösung zu verwirklichen, ist naturgemäß eine hohe Zeilenzahl und eine hohe Zeilendichte notwendig. Typische Linear-array-Geräte bestehen heute aus etwa 100–130 Kristallen, diesich je nach Ultraschallfrequenz auf ca. 50–100 mm Länge verteilen. Die Länge eines einzelnen Elements beträgt somit nur etwa 1 mm! Wird jedoch ein solches Element einzeln angesteuert und zur Abstrahlung eines Sendeimpulses benutzt, dann ist die strahlende Fläche im Verhältnis zur Wellenlänge nicht mehr groß, der Ultraschall würde sich unkontrolliert im Untersuchungsmedium ausbreiten; eine räumliche Zuordnung der Reflektionen wäre nicht mehr möglich. Zur Verhinderung einer diffusen Abstrahlung werden deshalb während des Sendens mehrere Kristalle (in unserem Beispiel 7) zu einer Gruppe zusammengeschaltet (Abb. 6). Alle 7 Kristalle arbeiten parallel, werden gleichzeitig elektrisch angeregt und strahlen gemeinsam einen Ultraschallimpuls ab. Die große strahlende Fläche gewährleistet eine gerichtete Abstrahlung.

Nachdem die Kristallgruppe die aus dem Körper zurückkommenden Signale erfaßt und zum Ultraschallgerät weitergegeben hat, werden nun die Kristalle Nr. 2 bis Nr. 8 zusammengeschaltet und wiederum gemeinsam angesteuert. Wieder ist

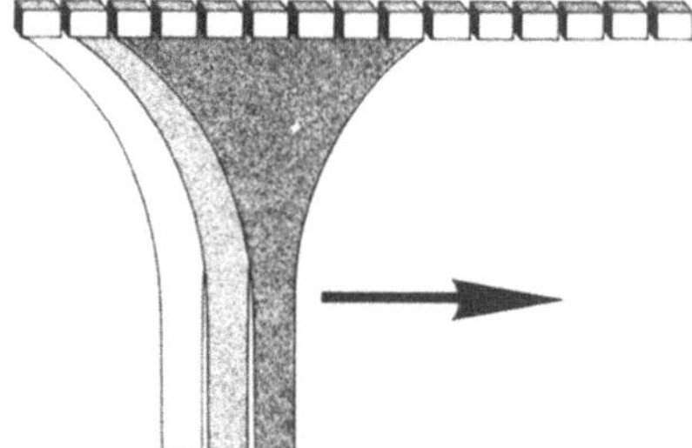

Abb. 6. Die Zusammenschaltung von Kristallelementen zu großflächigen Strahlergruppen gewährleistet eine gerichtete Abstrahlung

die strahlende Fläche groß, so daß fokussiert abgestrahlt werden kann. Die so erzeugte Abtastzeile liegt jedoch nur um einen Kristall versetzt neben der ersten Zeile, so daß eine hohe Liniendichte und eine gute Detailauflösung gewährleistet sind.

Wie wichtig für die laterale Trennschärfe eine gute Strahlbündelung ist, geht aus Abb. 7 hervor: zwei kleine, eng nebeneinanderliegende Objekte A und B werden in einem Fall mit Hilfe unzureichend gebündelter Schallzeilen abgetastet, im anderen Fall mit wesentlich höhergradig fokussierten Schallstrahlen. Nur beim gut fokussierten Schallkopf erfaßt die mittlere Schallzeile den echofreien Raum zwischen den beiden Reflektoren, so daß auch die dazugehörige Bildlinie auf dem Monitor hier einen Freiraum abbildet.

Der entsprechende Schallstrahl des schlechter fokussierten Schallkopfes erfaßt demgegenüber jedoch noch zumindest einen Teil des Reflektors A, so daß hier auf der korrespondierenden Bildlinie ein Echopunkt erscheint. Der echofreie Raum zwischen den beiden Reflektoren verschwindet, statt zweier kleiner separater Punkte kommt ein einziges großes Echo mit beträchtlicher lateraler Ausdehnung zur Darstellung.

Den Abstand, den zwei nebeneinanderliegende Reflektoren mindestens aufweisen müssen, um als getrennte Objekte auf dem Bildschirm zur Darstellung zu gelangen, bezeichnet man als „laterales Auflösungsvermögen". Es beträgt bei den heute üblichen Geräten etwa 2–3 mm, wenn eine Ultraschallfrequenz von rund 3 MHz verwendet wird. Mit höheren Frequenzen von beispielsweise 5 MHz läßt sich ein besseres laterales Auflösungsvermögenvon etwa 1,5–2,5 mm realisieren; allerdings ist bei Verwendung dieser Frequenz die Eindringtiefe auf etwa 10 cm begrenzt (s. Tabelle 1).

Mit Hilfe der sog. „elektronischen Fokussierung" kann das laterale Auflösungsvermögen weiter verbessert werden. Dazu werden nicht alle Kristalle einer Gruppe im gleichen Moment, sondern zeitlich zueinander versetzt aktiviert. Die

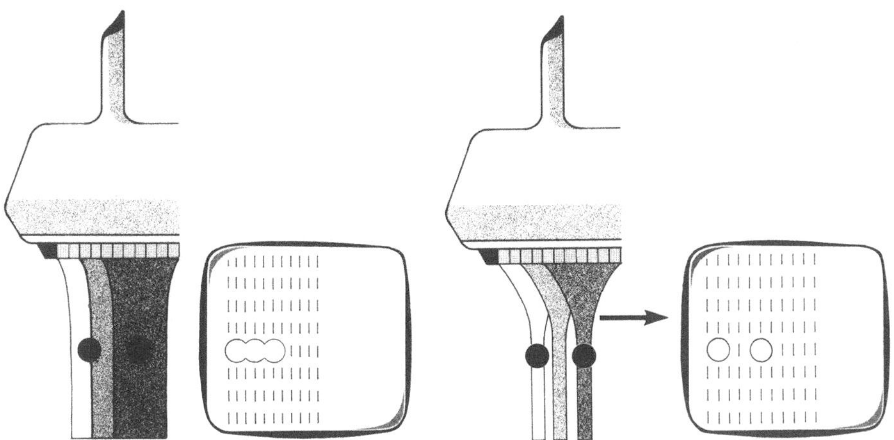

Abb. 7. Zusammenhang zwischen Strahlform und lateralem Auflösungsvermögen eines Ultraschallgeräts

Tabelle 1. Beziehung zwischen Ultraschallfrequenz, maximaler Darstellungstiefe und lateralem Auflösungsvermögen

US-Frequenz (MHz)	Maximale Darstellungstiefe (cm)	Laterales Auflösungsvermögen im Fokus (mm)
2	18–22	3 –4
3	15–20	2 –3
5	8–12	1,5–2,5
7	5– 7	1 –1,5
10	3– 5	0,7–1

äußeren Kristalle einer Gruppe werden geringfügig früher als die innen daneben liegenden Elemente erregt, und erst zum Schluß werden die zentral angeordneten Kristalle angesteuert. Durch die außen früher erfolgte Abstrahlung und durch Überlagerung oder Interferenz der Einzelschallfelder entsteht eine gekrümmte Wellenfront. Infolge dieser konkaven Krümmung läuft die Welle in einer bestimmten Entfernung des Schallkopfes punktförmig zusammen; der Ultraschall ist in diesem Brennpunkt maximal gebündelt (Abb. 8). Vor und hinter dem Fokus ist das laterale Auflösungsvermögen wegen des Bündelungsfächers bzw. wegen der anschließenden Divergenz schlechter.

Die Tiefe des Fokuspunkts ist abhängig von der Anzahl der zusammengeschalteten Elemente und abhängig von den zeitlichen Ansteuerverzögerungen. Bei Verwendung nur weniger Kristalle mit entsprechend kleiner Gesamtfläche, kombiniert mit einem großen zeitlichen Unterschied bei der Ansteuerung der verschiedenen Elemente, entsteht eine sehr stark gekrümmte Wellenfront und demzufolge ein im Nahbereich liegender Fokus. Werden umgekehrt viele Kristalle mit entsprechend großer Gesamtfläche zu einer Gruppe zusammengefaßt und werden die mittleren Schwinger gegenüber den äußeren Elementen nur wenig verzögert angesteuert, entsteht ein tiefliegender Fokuspunkt.

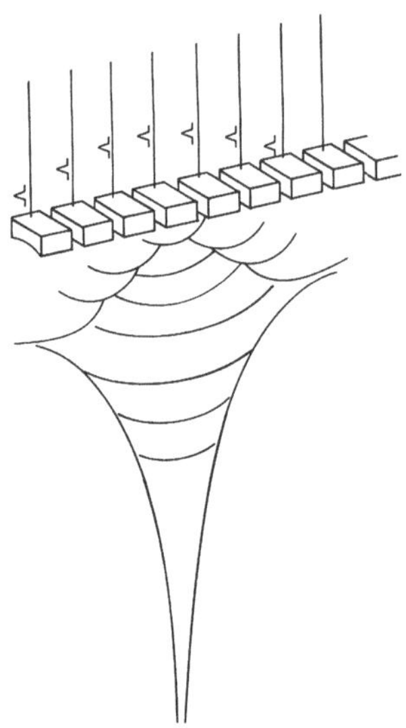

Abb. 8. Verbesserung der Abstrahlcharakteristik durch Einsatz der elektronischen Fokussierung

Bei anspruchsvollen Ultraschallgeräten kann die Kristallansteuerung umgeschaltet werden, so daß die Fokustiefe und damit das Gebiet des besten Auflösungsvermögens für den Untersucher frei wählbar ist.

Geräte der oberen Preisklasse bieten darüber hinaus oft zusätzlich eine sog. „dynamische Sendefokussierung“. Bei Einsatz dieser Technik setzt sich das auf dem Monitor dargestellte Schnittbild aus einzelnen horizontalen Segmenten zusammen, die zeitlich nacheinander gewonnen werden. Während des Aufbaus eines jeden Segments wird der Fokuspunkt in exakt diese Tiefe gelegt, so daß sich ein annähernd gleichmäßiges Auflösungsvermögen über die gesamte Darstellungstiefe ergibt.

Der Einsatz dieser Technik bietet jedoch nur dann Vorteile, wenn großflächige Organe dargestellt werden sollen und eine große Darstellungstiefe ausgenutzt wird. Da im Rahmen der orthopädischen Diagnostik vornehmlich Darstellungstiefen von nur wenigen Zentimetern genutzt werden, kommt der sendeseitigen dynamischen Fokussierung in dieser Disziplin keine große Bedeutung zu.

Die vorstehend ausführlich beschriebene Parallelscantechnik bietet den Vorteil einer großen Schallfeldbreite bereits im Nahbereich, eine homogene Liniendichte und damit ein annähernd gleiches Auflösungsvermögen über den gesamten Darstellungsbereich. Allerdings reduzieren Schallschatten erzeugende Medien wie Knochen oder Luft die tatsächlich nutzbare Bildbreite. Sonographisch schlecht zugängliche Organe lassen sich deshalb oft besser mit Hilfe der Sektorscantechnik untersuchen.

Sektorscantechnik

Beim mechanischen Sektorscanverfahren wird das Schnittbild entweder von einem hin- und herschwingenden Einzelkristall ("wobbler") oder einem Rotationssystem erzeugt. In beiden Fällen bewegt sich – elektromotorisch angetrieben – der Kristallschwinger auf einer Kreisbahn, sendet dabei kontinuierlich Ultraschallimpulse aus und empfängt deren Reflexionen. Um eine geometrisch korrekte Darstellung zu gewährleisten, wird der Abstrahlwinkel permanent erfaßt und beim Aufbau der Bildzeile berücksichtigt. Durch die fächerförmige Abstrahlung liegen die Schallstrahlen im Nahbereich näher beieinander als in größerer Darstellungstiefe. Das Schnittbild weist demzufolge eine sektorförmige Schnittbildgeometrie auf (Abb. 9).

Trotzdem trifft die oft geäußerte Vermutung nicht zu, Sektorscanner würden den Nahbereich komprimiert und die weiter entfernt gelegenen Strukturen gespreizt darstellen. Auch bildet der Sektorscanner Konturen mit gerader Oberfläche wirklich als solche ab und nicht – wie manchmal vermutet wird – als konvex gekrümmten Bogen.

Die geometrisch korrekte Arbeitsweise geht aus der Abb. 10 hervor. Strahlt der Kristall senkrecht nach unten, trifft das von einer 5 cm tief liegenden Grenzfläche zurückkommende Signal nach 0,06 ms wieder am Kristall ein. Auf dem Bildschirm hinterläßt der Elektronenstrahl, der sich in diesem Falle ebenfalls senkrecht von oben nach unten bewegt, in diesem Moment einen Lichtpunkt. Bei einer Darstellung im Maßstab 1:1 würde dieser Lichtpunkt in einer Entfernung von 5 cm vom oberen Bildrand escheinen.

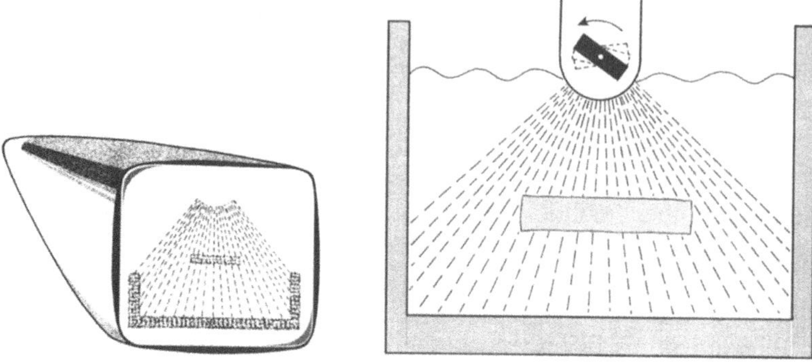

Abb. 9. Schematische Darstellung des Bildaufbaus bei Anwendung der Sektorscantechnik

Hat sich der Kristall auf seiner Kreisbahn weiterbewegt und strahlt beispielsweise in einem Winkel von 45° nach rechts unten ab, kommt das Echo aufgrund der längeren Laufzeit erst nach etwa 0,08 ms zurück. Da die Abstrahlrichtung des Kristalls mit Hilfe eines elektronischen Winkelmessers permanent erfaßt und beim Bildaufbau berücksichtigt wird, bewegt sich nun der Elektronenstrahl auf dem Bildschirm ebenfalls vom oberen Bildrand in einem Winkel von 45° nach schräg unten rechts. 0,08 ms nach Beginn dieses Zeilenaufbaus kommt es zu einem Aufleuchten auf dem Bildschirm, so daß auch hier der entsprechende Bildpunkt automatisch in korrekter Position auf dem Bildschirm erscheint. Die ebene Reflexionsfläche wird somit allein aufgrund der festen Zeit-Weg-Beziehung korrekt und ohne geometrische Verzerrung dargestellt, ohne daß irgendwelche Korrekturschaltungen oder Abgleichungen notwendig wären.

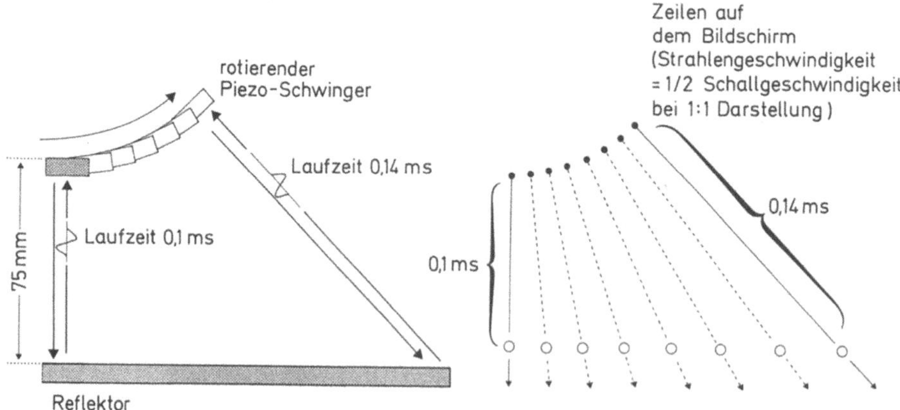

Abb. 10. Gewährleistung einer geometrisch korrekten Darstellung durch Synchronisation von Abtast- und Bildzeilen

Im Gegensatz zu Linear-array-Transducern lassen sich mechanische Sektorgeräte für nahezu jede beliebige Ultraschallfrequenz auslegen. Speziell im höherfrequenten Bereich oberhalb von 7 MHz weisen mechanische Geräte häufig ein besseres Signal-Rausch-Verhältnis auf und haben sich daher bei der Untersuchung kleiner, oberflächennaher Strukturen bewährt.

Konvexscantechnik

Eine vergleichsweise junge Entwicklung stellt die Curved-array- oder Konvexscantechnik dar. Hierbei wird wie bei der Linear-array-Technik ein Multielementschallkopf verwendet, bei dem die Kristalle jedoch nicht auf einer geraden, sondern auf einer gekrümmten Ebene angeordnet sind. Auch bei diesem Verfahren gehen die Abtastzeilen fächerförmig vom Applikator aus, so daß eine sektorförmige Schnittbildgeometrie entsteht. Da die Arrayoberfläche jedoch größer ist als die Kontaktfläche herkömmlicher Sektortransducer, ist die artefaktfreie Darstellung sonographisch schlecht zugänglicher Strukturen weniger gut gewährleistet als bei dem letztgenannten Verfahren.

Konvextransducer stellen folglich einen Kompromiß zwischen Parallel- und Sektortechnik dar und haben sich in erster Linie im Rahmen der abdominellen Sonographie bewährt.

Unabhängig vom Abtastverfahren stellen alle zweidimensional abbildenden Ultraschallgeräte nur eine dünne Scheibe – das Schnittbild – der untersuchten Struktur dar. Objekte außerhalb der Schnittebene gelangen aufgrund der geringen Schichtdicke normalerweise nicht zur Darstellung.

Die Schichtdicke ist abhängig vom querlateralen Auflösungsvermögen des Geräts und beträgt je nach Frequenz und Güte der Fokussierung etwa 1–4 mm.

Je nach Schnittebene kann sich das Untersuchungsobjekt sehr verschiedenartig darstellen (Abb. 11).

1.1.6 Digitale Scankonverter

Wie vorstehend beschrieben, setzt sich das Ultraschallbild aus etwa 100–130 vertikalen Bildzeilen zusammen, wobei – je nach Darstellungstiefe – etwa 20–40 Bilder pro Sekunde aufgebaut werden.

Dieses Bildsignal ist nicht TV-kompatibel, so daß eine Dokumentation mit Hilfe handelsüblicher Videorecorder normalerweise nicht möglich ist. Standard für alle in Europa verwendeten Videogeräte ist die CCIR-Norm, nach der sich das Videobild aus 625 horizontalen Linien zusammensetzt, wobei die Bildfrequenz auf 50 Halbbilder pro Sekunde festgelegt ist. Ein Videomonitor kann deshalb die von einem herkömmlichen (analogen) Ultraschallgerät kommenden Bildsignale nicht verwerten.

Um trotz dieser fehlenden Kompatibilität die wertvolle Videodokumentation in Anspruch nehmen zu können, haben sich in den letzten Jahren die sog. „digitalen" Ultraschallgeräte durchgesetzt. Hierbei wird das vom Schallkopf kommende Reflexionssignal nicht direkt als Lichtpunkt dargestellt, sondern zunächst in digitaler Form in einen elektronischen Speicher eingelesen. Ein

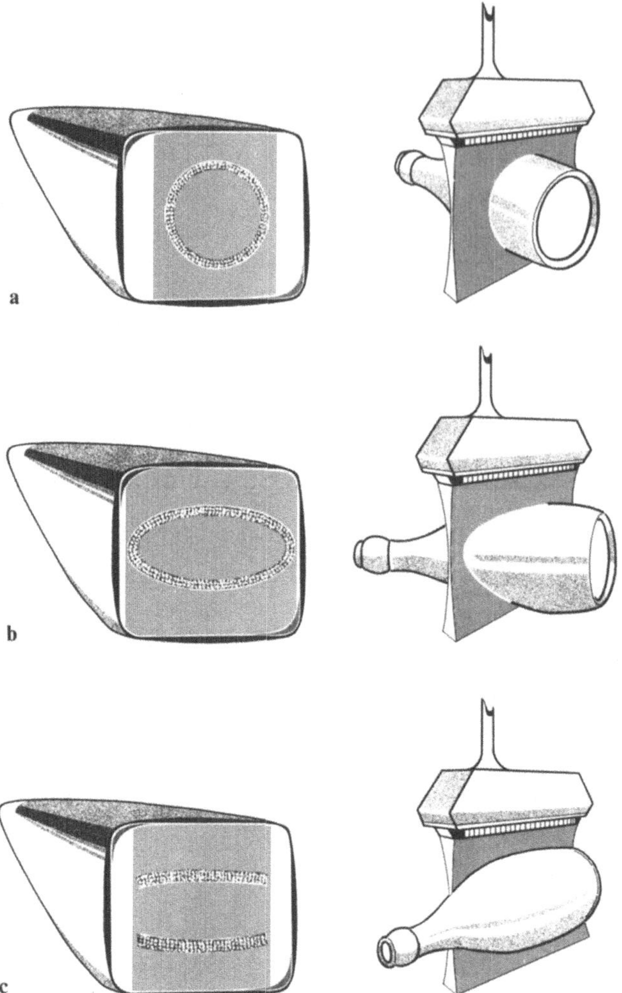

Abb. 11 a–c. Zusammenhang zwischen Schnittebene und Schnittbild

derartiger Speicher besteht bei vielen Geräten aus einer Matrix mit 512 × 512 Speicherplätzen. Abhängig von der Abstrahlrichtung des Schallkopfs und vom zeitlichen Eintreffen der Echos werden die Signale in den entsprechend zugeordneten Speicherplätzen abgelegt. Die Verweildauer der Signale in den Speicherplätzen liegt – abhängig von der Abtastfrequenz bei etwa 0,05 s.

Gleichzeitig wird die Speichermatrix in horizontaler Ebene 50mal pro Sekunde ausgelesen, so daß nun das Ultraschallbild als CCIR-Videobild zur Verfügung steht.

Die Speichermatrix erlaubt das beliebige „Einfrieren“ von Bildern sowie ihre nachträgliche Veränderung (“post processing”), um bestimmte Konturen oder Strukturen kontrastüberhöht darzustellen.

Ein Nachteil digitaler Ultraschallscanner – hiervon waren besonders die Geräte der ersten Generation betroffen – war die schlechtere Grauabstufung im Vergleich zur analogen Technik. Bei digitalen Geräten muß das Ultraschallbild nicht nur räumlich, sondern auch in bezug auf die Helligkeit jedes einzelnen Echopunkts aufgerastert werden. Während sich beim analogen Gerät auch kleinste Echointensitätsunterschiede auf der Bildröhre durch unterschiedliche Helligkeiten differenzieren lassen, war dies bei digitalen Geräten nicht immer der Fall. Je nach Feinheit der Aufrasterung, also abhängig von der Anzahl der Grauwertstufen, läßt sich jedoch eine Grauabstufung erreichen, die der des analogen Geräts nicht nachsteht. Die von der Kassenärztlichen Vereinigung verlangte Aufrasterung in 16 Graustufen muß hierbei sicherlich als Minimalforderung verstanden werden; wesentlich günstiger und auch bei den Geräten der unteren Preisklasse zu realisieren, ist eine Aufrasterung in 32 oder 64 Graustufen.

1.1.7 TGC

Auf seinem Weg durch das Gewebe verlieren sowohl der gesendete als auch der reflektierte Ultraschallimpuls durch Absorption und Reflexion ständig an Energie. Echos, die von tiefliegenden Strukturen zurückkommen, weisen deshalb eine wesentlich geringere Intensität auf als vergleichbare Impulse aus dem Nahbereich. Damit jedoch alle Signale auf dem Bildschirm in ihrer korrekten Helligkeit dargestellt werden, müssen die aus großen Tiefen zurückkehrenden Schallinformationen erheblich verstärkt werden. Je länger der Weg ist, den ein Echosignal zurücklegen muß, je später es also am Schallkopf eintrifft, desto mehr muß dieses Signal verstärkt werden.

Diese tiefenabhängige Verstärkung ist Bestandteil jedes Ultraschallgeräts und wird als TGC („time gain compensation"), teilweise auch als DGC („depth gain compensation") bezeichnet.

Da die Echogenität des Gewebes stark variiert, muß die Verstärkungscharakteristik des Ultraschallgeräts variabel sein. Dies ist möglich mit Hilfe von 2–4 entsprechenden Bedienungselementen. Es sind dies:

- der Verstärkungsregler „Nahverstärkung" oder „Near Gain" für die Verstärkung der aus den ersten Zentimetern unterhalb des Schallkopfs zurückkehrenden Signale,
- der Verstärkungsregler „Anstieg" oder „Slope" zur Einstellung der Verstärkungszunahme pro Zentimeter Tiefe,
- der Verstärkungsregler „Slope Position' zur Einstellung der Tiefe, in welcher der Verstärkungsanstieg beginnen soll,
- der Verstärkungsregler „Fernverstärkung" oder „Far Gain" zur Einstellung des Fernbereichs.

Bei der Einstellung ist so vorzugehen, daß echofreie Strukturen – in der Regel Flüssigkeiten – auf dem Bildschirm auch wirklich ohne Binnenechos und ohne Hintergrundrauschen dargestellt werden, andererseits echoschwache Strukturen, wie gut leitfähiges Gewebe, noch nicht schwarz dargestellt werden, sondern gerade noch als echogebende Struktur erkennbar sind.

1.2 Ultraschalldiagnostik in der Orthopädie

Die Darstellbarkeit von Weichteilen, Muskeln und Sehnen durch Ultraschall ist schon seit mehr als 10 Jahren bekannt (Kratochwil u. Zweymüller 1975; Kramps u. Lenschow 1978), aber erst nach den Arbeiten von Graf (1980, 1985a) über die sonographische Untersuchung der Säuglingshüfte gelang dieser Untersuchungstechnik der Durchbruch in der Diagnostik des Haltungs- und Bewegungsapparats. Wegen der mangelnden Darstellbarkeit des Knochens infolge Totelreflexion und -absorption der Ultraschallstrahlen hat die Sonographie im Gegensatz zu anderen Fachgebieten erst relativ spät Eingang in die Orthopädie gefunden. Die konkurrenzlos einfache und risikoarme Möglichkeit der Abbildung von Weichteilen, Muskeln und Sehnen förderte den Einsatz des Ultraschalls in der orthopädischen Diagnostik und fand zunehmend Beachtung. Die Einführung der Realtime-Technik unter Verwendung hochauflösender Schallköpfe bedeutete zudem einen großen technischen Fortschritt, da nun auch dynamische Untersuchungen bildlich dargestellt werden konnten.

Die Begeisterung über dieses neue und scheinbar unkomplizierte Untersuchungsverfahren hat aber auch zu einer erheblichen Ausweitung der Indikation zur Ultraschalldiagnostik im Haltungs- und Bewegungsapparat geführt mit der Gefahr, daß Fehlinterpretationen infolge Überforderung der Methode auftreten und dem Verfahren zu Unrecht angelastet werden.

Schon 1974 berichteten Kratochwil und Zweymüller über den Einsatz des Ultraschalls bei Weichteil- und Knochentumoren und diskutierten den Aussagewert der Sonographie in der Tumordiagnostik. Ebenso sahen sie eine Indikation zur Ultraschalluntersuchung für die Darstellung von Psoasabszessen (Zweymüller u. Kratochwil 1975). Desantos und Goldstein (1978) beschrieben die sonographische Beurteilung von osteogenen intrapelvin und intraabdominal gelegenen Tumoren, Kramps und Lenschow (1979) untersuchten Knochenzysten und Knochentumoren. Während die Sonographie in bezug auf Defekte der Spongiosa dem Röntgenbild unterlegen ist, ist sie bei Kortikalisdefekten in etwa ebenbürtig, deutlich überlegen aber bei der Darstellung von Veränderungen des Periosts und der umgebenden Weichteile (Mende et al. 1986). Durch die dreidimensionale Darstellung der tumorösen Veränderungen erweist sich zudem die Sonographie als wertvolle Methode zur Strahlentherapieplanung (Mende et al. 1986).

Ende der 70er Jahre stand die Ultraschalldiagnostik der Kniekehle zur Abgrenzung von Bakerzysten (Baumann u. Kremer 1977; Kremer et al. 1977; Lukes et al. 1980; Simpson et al. 1980), Zystenrupturen (Gompels u. Darlington 1979; Gebel et al. 1977), Poplitealaneurysmen (Lawson u. Mittler 1978), Thrombosen (Godeau et al 1979) und Tumoren (El-Khoury u. Bassett 1980) im Vordergrund. Mit der Bedeutung des Binnenreflexmusters von Zysten und Gelenkergüssen beschäftigten sich Cooperberg et al (1978) und Stocker (1982).

Einen großen Fortschritt in der Frühdiagnostik der kongenitalen Hüftdysplasie stellte die sonographische Untersuchung der Säuglingshüfte dar (Graf 1985a). In seinen ersten Veröffentlichungen (Graf 1980, 1982) wies Graf nach, daß der Einsatz des Ultraschalls zur bildlichen Darstellung der Säuglingshüfte nicht nur möglich ist, sondern auch wesentliche Vorteile gegenüber der Röntgenuntersuchung aufweist, da neben den knöchernen Konturen auch der Knorpel und die bindegewebigen Anteile sichtbar werden. Da eine Strahlenbelastung der Kinder vermieden wird, sind sonographische Untersuchungen unproblematisch und können im Rahmen der Verlaufsdiagnostik engmaschig wiederholt werden. Durch kontinuierliche Weiterentwicklung, verbesserte Gerätetechnik sowie aufgrund experimenteller und klinischer Untersuchungen von Graf (1983, 1985b) und Schuler (1984, Schuler u. Rossak 1984) ist die Sonographie des kindlichen Hüftgelenks im B-Bild-Impulsecho-Vefahren heute klinisch voll einsatzfähig (Casser u. Forst 1985). Klinische, radiologische und sonographische Vergleichsuntersuchungen bestätigen die Überlegenheit der sonographischen Frühdiagnostik der kongenitalen Hüftdysplasie im ersten Lebensjahr (Graf 1983; Casser u. Forst 1985).

Die Möglichkeit, durch sonographische Darstellung der Gelenkkapsel Hüftgelenksergüsse nachzuweisen (Seltzer et al. 1980), erlangte große klinische Bedeutung, insbesondere zur Objektivierung der Coxitis fugans bei Kindern (Wingstrand et al. 1985). In der Rheumatologie hat sich die Ultraschalldiagnostik zur Unterscheidung zwischen exsudativer und proliferativer Synovitis und Artikulo- oder Tenosynovitis wie auch möglicherweise zum Nachweis drohender Sehnenrupturen zu einem wichtigen diagnostischen Hilfsmittel entwickelt (Sattler 1984; Ernst 1985).

Der sonographische Nachweis von Flüssigkeitsansammlungen im Gewebe, wie Hämatomen und Abszessen, hat sich in der Traumatologie (Fornage et al. 1983; Wiesen u. Rossak 1986) und in der postoperativen Nachsorge (Knopp et al. 1986; Vehr u. Casser 1987) als sehr hilfreich erwiesen, wobei eine sichere Differenzierung zwischen Serom, Hämatom undAbszeß aufgrund des Echomusters allein nicht gelingt. Darüber hinaus hat sich die ultraschallgeführte Punktion von Gelenkergüssen, speziell des Hüftgelenks, aber auch von schwer zugänglichen Seromen und Hämatomen in Diagnostik und Therapie als vorteilhaft herausgestellt (Casser u. Vehr 1987).

Sehnen und Muskeln werden ebenfalls sonographisch untersucht. Insbesondere die Achillessehne ist sonographischen Untersuchungen aufgrund ihres oberflächlichen Verlaufs gut zugänglich und kann in ihrer gesamten Ausdehnung gut eingesehen werden. Eine der ersten Beschreibungen der Ultraschalluntersuchung der Achillessehne stammt von Kramps und Lenschow (1978). Seitdem sind mehrere Veröffentlichungen zu diesem Thema erschienen, meistens unter dem Gesichtspunkt des Rupturnachweises (Maner 1981; Mayer et al. 1984), aber auch bezüglich der Achillodynie (Fornage 1986; Blei et al. 1986; Frohberger u. Woltering 1987) und traumatischer Veränderungen (Wetzel u. Gondolph-Zink 1987; Casser u. v. Laack 1988). Auch Patella- und Quadrizepssehne sind der dynamischen sonographischen Untersuchung gut zugänglich (Fornage et al. 1983).

Das Verhalten des Ultraschalls im Muskelgewebe untersuchte Nassiri et al. (1979). Während der dynamischen Untersuchung können Muskelverletzungen lokalisiert und quantifiziert werden (Fornage et al. 1983; Casser u. van Laack 1988). Speziell bei progressiven Muskeldystrophien leistet die Sonographie einen wichtigen Beitrag zur Erfassung von Konduktorinnen (Rott u. Mulz 1982; Forst

u. Casser 1985). Forst (1986) entwickelte eine computergestützte Skelettmuskelsonogramm-Auswertung bei neuromuskulären Erkrankungen.

Aufgrund des bedeutenden Weichteilmantels stand das Schultergelenk nach der Hüftsonographie schon bald im Mittelpunkt des Interesses (Crass et al. 1984; Middleton et al. 1984; Hedtmann et al. 1986; Harland 1986). Die Standardisierung der Untersuchungstechnik und der Vergleich mit dem intraoperativ erhobenen Befund (Hedtmann et al. 1986) ließen die Schultersonographie zu einem anerkannten Verfahren in der Schulterdiagnostik werden.

Die schon relativ früh durchgeführten sonographischen Untersuchungen an der Wirbelsäule bei Wirbelkanalstenosen (Porter et al. 1978) und Skoliosen (Dorn et al. 1981) haben bisher aufgrund technischer Schwierigkeiten und der Überlegenheit anderer schnittbildgebender Verfahren keine klinische Bedeutung erlangt. Die Wirbelsäule des Säuglings läßt sich dagegen sonographisch gut darstellen, um z. B. spinale Dysraphien zu diagnostizieren (Miller et al. 1982;Kangerloo et al. 1984).

Weitere Anwendungsbereiche für die Ultraschalldiagnostik sind die Analyse von Knochenbaustörungen und Knochensystemerkrankungen (Greenfield et al. 1981) und die Überprüfung der Frakturkonsolidierung (Abendschein u. Hyatt 1972; N. Leitgeb 1985; pers. Mitteilung).

Anhand der hier dargestellten Anwendungsmöglichkeiten der Ultraschalldiagnostik im Haltungs- und Bewegungsapparat wird deutlich, daß die Sonographie durchaus in der Lage ist, Erkenntnisse für die weitere Behandlung zu vermitteln, die bisher überhaupt nicht oder nur durch aufwendige Verfahren, wie Computer- oder Kernspintomographie, erhältlich waren. Darüber hinaus ermöglicht die Ultraschalldiagnostik sowohl die bildliche Absicherung klinischer Befunde (Beweismaterial) als auch die Einsparung von Röntgenuntersuchungen (Graf 1987).

Während die Kniekehle relativ früh im Mittelpunkt der sonographischen Diagnostik stand, wurde die Ultraschalluntersuchung intraartikulärer Strukturen im Kniegelenk aufgrund des schlechten Eindringens der Ultraschallwellen in den engen Gelenkspalt bisher zurückhaltend beurteilt. Dagegen hielt Röhr (1984, 1985a, b) die sonographische Darstellung und Diagnostik von Kreuzbandläsionen für möglich. Derks et al. (1986) wiesen auf die sonographische Diagnostik einer Plica patellaris hin. Die sonographische Untersuchung des Gelenkknorpels wirft untersuchungs- und projektionsbedingte Probleme auf, die bisher eine sichere, reproduzierbare Beurteilung des hyalinen Knorpels vermissen lassen (Aisen et al. 1984).

Angaben über die sonographische Meniskusdiagnostik finden sich in der Literatur nur spärlich. 1980 führten Dragonat und Claussen an 10 Patienten mit einem 5-MHz-Schallkopf eines Compoundscanners Untersuchungen zur Meniskussonographie durch und kamen zu dem Schluß, daß eine klinische Anwendung nicht anzuraten sei. Sattler und Gerhold schrieben noch 1984, daß sich der Meniskus sonographisch nicht abgrenzen ließe. Sie führten ihre Untersuchungen mit der 4-MHz-Sonde eines Sektorscaners durch. Selby et al. (1986) berichteten, daß die Hinterhörner des Meniskus mit Hilfe eines 5-MHz-Lineartransducers gut darstellbar seien, während die Pars intermedia und dasVorderhorn nur unzureichend sonographisch erfaßt werden könnten.

Erst die experimentellen und klinischen Arbeiten von Sohn et al. (1987a–d) zeigten, daß mit Hilfe eines 7,5-MHz-Sektorschallkopfs auch die Pars intermedia und das Vorderhorn des Meniskus der Sonographie zugänglich sind und Risse wie Degenerationen diagnostisch erfaßt werden können. Umfangreiche Vergleichsuntersuchungen zwischen Sonographie, Arthrographie und Arthroskopie unter Berücksichtigung des operativen Befundes bestätigten die Zuverlässigkeit der Meniskussonographie bei entsprechenden technischen Voraussetzungen und ausreichender Erfahrung des Untersuchers (Sohn und Casser 1988).

1.3 Meniskussonographie – bisherige Erfahrungen und Ergebnisse

Bei sonographischen Untersuchungen der poplitealen Gefäße mit Hilfe eines 7,5-MHz-Sektorscanners kam regelmäßig im sonographischen Längsschnitt ein homogen graufarbenes Dreieck zur Darstellung, das nur als Meniskus interpretiert werden konnte. Die daraufhin durchgesehene Literatur ergab allerdings, daß die Meniskussonographie entweder als klinisch nicht relevant oder als technisch unmöglich angesehen wurde. (Dragonat u. Claussen 1980; Sattler u. Gerhold 1984).

Diesen Widerspruch zwischen den Angaben der Literatur und eigenen Erfahrungen wollten wir durch experimentelle Untersuchungen an 4 Leichenknien klären. Dabei wurde zuerst der intakte Meniskus des Leichenknies sonographisch untersucht. Eine dabei festgestellte Degeneration konnte später histologisch bestätigt werden (Abb. 12). Im Anschluß daran erfolgte die Arthroskopie des Leichenknies, wobei die einzelnen Meniskusanteile mit Hilfe einer Kanüle markiert und dann sonographisch aufgesucht wurden. Zusätzlich wurden transarthroskopisch die in Abb. 13 aufgezeigten verschiedenen Läsionen angebracht (nach Burri et al. 1982; Ricklin et al. 1980). Alle damit verursachten

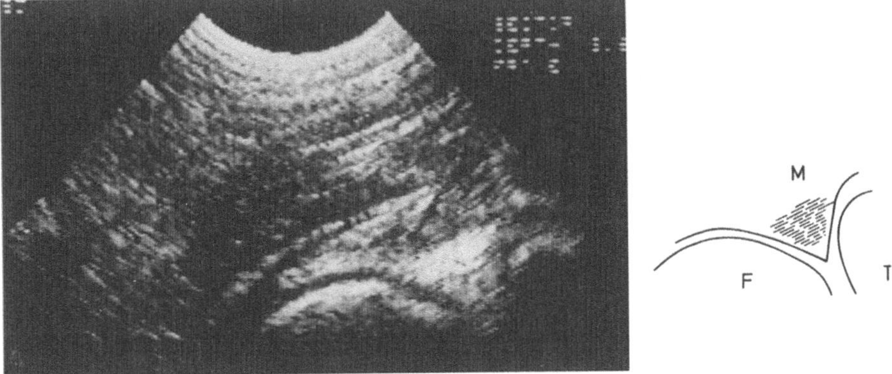

Abb. 12. Meniskus am Leichenknie mit degenerativen Veränderungen

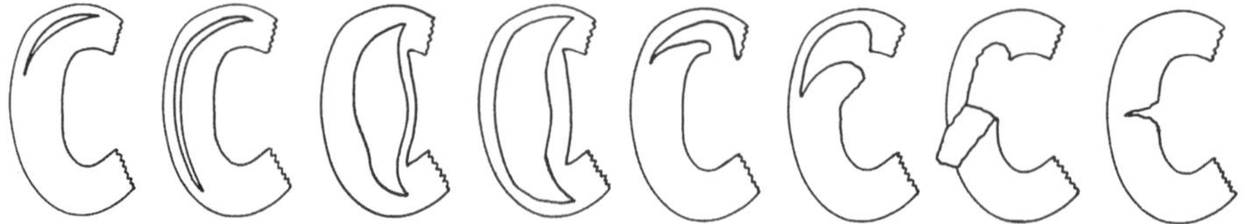

Abb. 13. Schematische Darstellung der experimentell gesetzten Läsionen. (nach Burri et al. 1976)

Risse des Meniskus waren sonographisch zu erfassen. Selbst kleine, haarfeine Meniskusrisse ließen sich sonographisch diagnostizieren. Der Meniskus war in allen seinen Anteilen einsehbar, die Lokalisation der angebrachten Läsionen gelang problemlos (Abb. 14).

Nach diesem positiven Verlauf der experimentellen Untersuchungen wurde die Meniskussonographie klinisch erprobt, indem alle Patienten, die einer Kniegelenkoperation, d. h. einer Arthrotomie oder Arthroskopie unterzogen werden sollten, zuvor sonographisch untersucht wurden. Diese Ultraschalluntersuchungen erfolgten ohne Kenntnis eventuell durchgeführter Voruntersuchungen wie beispielsweise einer Arthrographie. Bei der statistischen Auswertung der ersten 50 untersuchten Patienten ergab sich in 73% der Fälle eine Übereinstimmung zwischen operativem und sonographischem Befund. Diese Trefferquote konnte nach der Untersuchung von 100 Patienten auf 85%, nach der Untersuchung von 200 Patienten auf 90% gesteigert werden.

Nach dem Erreichen dieser hohen Trefferquote bei der sonographischen Beurteilung von Meniskusläsionen wurde dieses Untersuchungsverfahren bei allen Patienten angewandt, die mit Knieverletzungen und Verdacht auf eine Meniskusläsion ambulant zur Vorstellung kamen. Inzwischen konnte an 1950 Patienten statistisch eine Übereinstimmung der sonographischen und der operativen Diagnose in 93% der Fälle belegt werden. Mit Erreichen dieser hohen Trefferquote wurde die Meniskussonographie auf breiter Basis in der klinischen Routine eingesetzt und auf weitere statistische Ermittlungen verzichtet.

200 unserer statistisch erfaßten Patienten waren zusätzlich arthographisch untersucht worden. Dabei zeigte sich in 87% der Fälle eine Übereinstimmung zwischen dem arthographisch und dem operativ erhobenen Befund. Dies entspricht der Trefferquote der Arthrographie, wie sie in der Literatur angegeben wird (Eckel et al. 1981; Ghelman 1985; Karpf u. Kupp 1980; Paar et al. 1985; Seltzer et al. 1976; Tonino 1978). Dagegen war bei diesen Patienten die sonographische Diagnose in 92% richtig. Dieses Ergebnis belegt die höhere Zuverlässigkeit der Sonographie in bezug auf Meniskusläsionen verglichen mit der Arthrographie.

Vor allem in der Beurteilung von kleinen, nicht dislozierten Einrissen ist die Sonographie der Arthrographie deutlich überlegen. Bei der Arthrographie ist zum Erkennen einer Läsion das Eindringen des Kontrastmittels in den Riß erforderlich. Sind die Rißanteile fest aufeinandergepreßt, gelingt die arthrographische Diagnose einer Meniskusläsion häufig nicht. Dagegen erscheint jeder kleinste, auch nichtdislozierte Riß des Meniskus im sonographischen Bild als helles Echo, da auch feinste Risse eine Konturunterbrechung darstellen, die zur Reflexion der einfallenden Schallenergie führt.

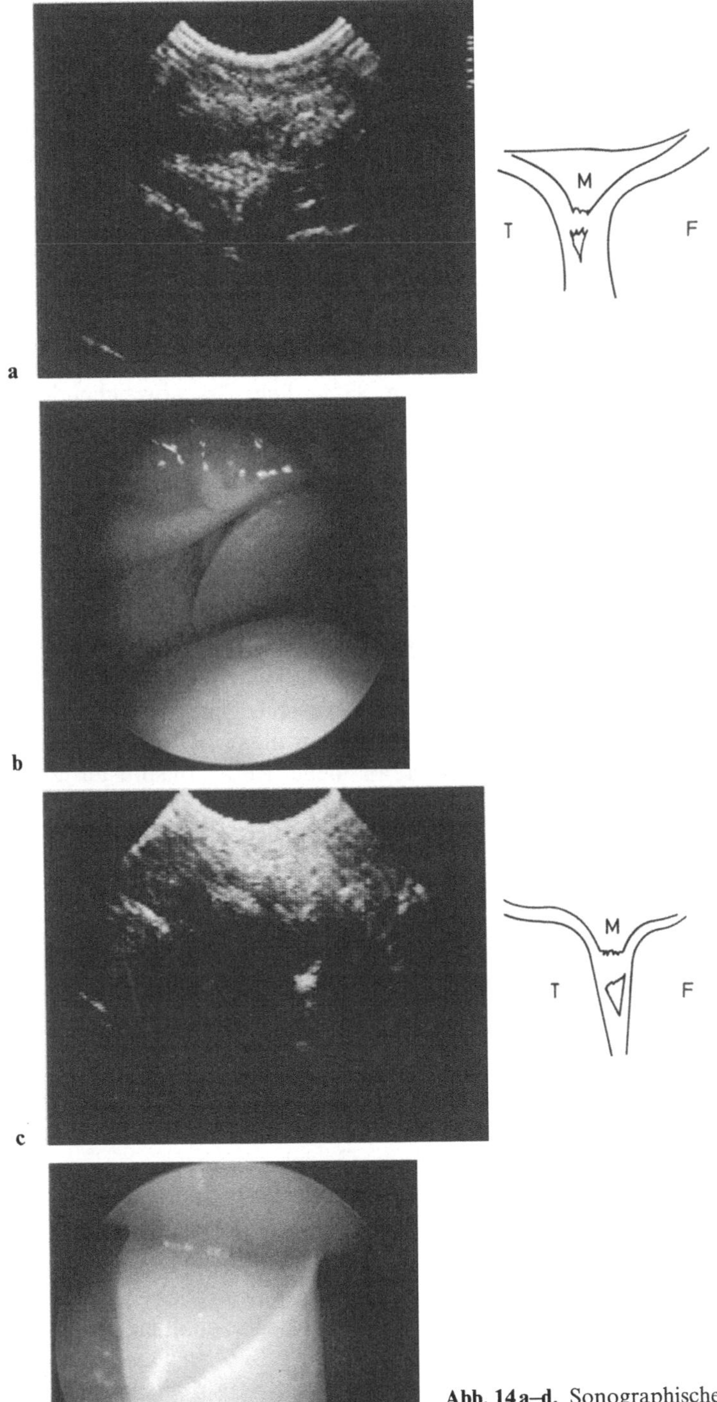

Abb. 14a–d. Sonographische und arthroskopische Darstellung der Läsionen. **a, b** Schnittförmige Läsion. **c, d** Korbhenkelläsion

Die Sonographie des Meniskus erlaubt eine Beurteilung des ganzen Meniskusquerschnitts, d.h. es wird nicht nur die Meniskusoberfläche wie bei der Arthrographie und auch der Arthroskopie dargestellt, sondern der gesamte Faserknorpel im Querschnitt. So kommt es, daß wesentlich häufiger Meniskusdegenerationen erkannt werden, als es mit den bisherigen diagnostischen Methoden der Fall war. Entsprechend zeigen sich praktisch bei jedem Menschen vom 18. Lebensjahr an Degenerationen, wobei lediglich die Ansammlung mehrerer ausgeprägter, gruppierter Degenrationsherde als klinisch relevant angesehen werden darf. Dabei muß berücksichtigt werden, daß aufgrund des unterschiedlichen histologischen Aufbaus die Meniskusbasis physiologischerweise hyperdenser erscheint.

Wie berichtet betrug die Übereinstimmung zwischen sonographischem und arthroskopischem Befund bei 1950 Patienten 93%. Die 7% abweichenden Befunde ließen sich ausschließlich auf eine fehlerhafte Interpretation vorhandener Reflexmuster zurückführen. So wurde beispielsweise ein alter Riß als Degeneration bzw. eine Degeneration als alter Riß fehlgedeutet. Auch wurden Reflexionsmuster, die nicht dem Meniskus entstammen, als Meniskusläsionen fehlinterpretiert, obwohl sie durch freie Gelenkkörper oder durch abgerissene Kreuzbandanteile verursacht waren. In einem Fall ergab das zwischen die Kondylen eingeschlagene Kreuzband ein einem Korbhenkelriß täuschend ähnliches Reflexionsmuster. Auch eine Hoffa-Hypertrophie kann im Vorderhornbereich des Meniskus Reflexionsmuster erzeugen, die als Meniskusläsion mißdeutet werden können.

Ein Gelenkerguß erleichtert die Abgrenzung der verschiedenen anatomischen Strukturen. Die Ausfällung von Fibrinflocken kann allerdings die Meniskussonographie erschweren, da diese Fibrinflocken als helle Reflexionsmuster zur Darstellung kommen können. Hier sind sonographische Untersuchungen in verschiedenen Beugestellungen des Kniegelenks erforderlich sowie dynamische Aufnahmen, um eine Differenzierung zwischen wanderndem und stationärem Reflexionsmuster zu ermöglichen. Der hyaline Knorpelüberzug des Femurs und der Tibia lassen sich als schwarze hypodense Linien ausmachen. Sind allerdings hyaline Knorpelpartikel als freie Gelenkkörper vorhanden, so können sie durchaus sonographisch als weiße Reflexionsmuster zu sehen sein. Multiple kleine helle Reflexmuster sind das typische Ultraschallbild freier Gelenkkörper.

Das mechanische Aufklappen des Gelenks durch Varus- oder Valgusstreß ist unserer Erfahrung nach zur sonographischen Meniskusdiagnostik nicht erforderlich, da der besondere Strahlengang des Sektorschallkopfs als „technisches Aufklappen" einen ausreichenden Einblick in das Gelenk gewährt.

Ganz besonders muß darauf geachtet werden, daß lediglich hyperdense, helle Reflexionsmuster beurteilt werden. Je nach dem Winkel der einfallenden Schallenergie kommen die Strukturen des Meniskus entweder als homogen graufarben oder eher hypodens zur Darstellung. Risse oder Degenrationen reflektieren aber als Konturunterbrechung bzw. als Gewebeverdichtungen die Schallenergie und kommen als helle, hyperdense Bezirke im sonographischen Bild zur Darstellung. Unsere anfangs geringere sonographische Tefferquote war darauf zurückzuführen, daß wir auch hypodense Bezirke in unsere Beurteilung einbezogen. Die Erfahrung zeigte aber bald, daß Meniskusläsionen nur als helle Reflexionsmuster sonographisch sichtbar werden und daher nur hyperdense Echostrukturen als pathologisch beurteilt werden sollen.

Zurückhaltend sollte man in der Diagnose der Rißform sein. Die Meniskussonographie ist in der Lage, jeden Riß als solchen zu diagnostizieren, ob Abriß, Einriß, Längsriß, Horizontalriß oder Korbhenkelriß. Aus der Beurteilung der Meniskusein- und Austrittsstelle des Risses und dazwischenliegender Reflexionsmuster kann beispielsweise auf ein Längsriß oder auf einen Korbhenkelriß geschlossen werden. Diese Artdiagnose des Meniskusrisses gelingt aber nicht immer, da sie stets nur indirekt aus Ausdehnung, Lokalisation und Form des Reflexionsmusters ermittelt werden kann.

Allerdings ist die Diagnose der Rißform auch nicht Aufgabe der Meniskussonographie, zumal da die Diagnose eines Meniskusrisses in der Regel bereits als Indikation zur arthroskopischen Meniskusoperation bzw. zur Arthrotomie genügt.

In allen unseren Fällen war die sonographische Lokalisation der Meniskusläsion zutreffend.

Selbstverständlich ist die hohe Zuverlässigkeit der sonographischen Meniskusdiagnostik an eine große Erfahrung des Untersuchers und an bestimmte technische Voraussetzungen gebunden (s. 2.1). Dies wird bestätigt durch die mit größer werdender Untersuchungspraxis zunehmende diagnostische Sicherheit. Dabei läßt sich die Meniskussonographie am besten erlernen, wenn dem Untersucher unmittelbar im Anschluß an die Ultraschalluntersuchung des Kniegelenks der objektive, operativ erhobene Befund zur Verfügung steht. Eine enge Zusammenarbeit zwischen Ultraschalluntersucher und Operateur ist daher unbedingte Voraussetzung.

Das Experimentieren mit verschiedenen Schallköpfen zur optimalen Darstellung des Meniskus erbrachte die in 2.1 aufgeführten Ergebnisse. Mit dem Linearscan ist die Pars intermedia des Meniskus in der Regel nicht darzustellen, insbesondere dann, wenn arthrotische Gelenkveränderungen, beispielsweise Osteophyten, die Gelenkeinsicht behindern.

Versuche mit Sektorschallköpfen der Frequenzen 5, 7,5 und 10 MHz zeigten, daß mit Hilfe des 7,5-MHz-Sektorscans die beste Gelenkeinsicht und Beurteilung des Meniskus gelingt.

Wie in Kap. 2.3 (Standardebene) gezeigt wird, eignet sich zur Meniskussonographie nur die Längsschnittführung. Dies konnte durch zahlreiche vergleichende Untersuchungen im Längs- und Querschnitt aufgezeigt werden. Das Querschnittbild des Kniegelenks läßt sich anatomisch nur schwer zuordnen, der Meniskus wird dabei nicht in seiner ganzen Ausdehnung erfaßt.

Mit Hilfe der Sonographie können auch pathologische Veränderungen erfaßt werden, die nicht nur den Meniskus betreffen. Kreuzbandrisse und Chondromatosen können ebenso wie Bursaerkrankungen, Synovitiden, ausprägte Osteochondrosis und Hoffa-Hypertrophie diagnostiziert werden (Aisen et al. 1984; Baumann u. Kremer 1977; Fornage et al. 1983; Hien u. Wirth 1985; Müller-Brodmann u. Goebel 1982; Röhr 1984; Zweymüller u. Kratochwiel 1975).

Da der gesamte Untersuchungsablauf selten länger als 5 min dauert, sollte die Sonographie grundsätzlich bei jeder unklaren Kniegelenkerkrankung vor der invasiven Diagnostik zur Anwendung kommen.

Die Schmerz- und Risikofreiheit dieses Verfahrens erlaubt eine großzügige Indikationsstellung zu dessen Einsatz. Während für die Arthrographie bei akuten Knieverletzungen relative Kontraindikationen bestehen, darf hier die Sonographie ohne Einschränkung Anwendung finden (Schärfer 1983; Karpf u. Rupp 1980).

Die Meniskussonographie ist sicher in der Lage, die Arthrographie zu ersetzen und die Indikation zur diagnostischen Arthroskopie bezüglich einer Meniskusläsion einzuschränken.

2 Technik der Meniskusuntersuchung

2.1 Ultraschallgerät

Die Sonographie des Meniskus stellt besondere Anforderungen an die Gerätetechnik. Wie stark die sonographische Beurteilung des Meniskus von den gerätetechnischen Voraussetzungen abhängt, zeigt sich daran, daß zwar eine Darstellung des Meniskus mit praktisch allen modernen Real-time-Sonographiegeräten möglich ist, eine zuverlässige Beurteilung aber damit nicht verbunden sein muß (Abb. 15–19). So ist der Menikus zwar mit einem 5-MHz-Schallkopf darstellbar, eine Aussage über pathologische Veränderungen sollte damit in der Regel jedoch nicht getroffen werden. Denn der Meniskus zeigt sich inhomogen, pathologische Veränderungen wie Risse und Degenerationen sind daher zum Teil schwer von normalen, gesunden Meniskusstrukturen zu unterscheiden (Sohn et al. 1987b).

Mit einem Linearschallkopf läßt sich der Meniskus im Hinterhornbereich, wo eine relativ breite Gelenkeinsicht möglich ist, darstellen, doch bereits im engen Gelenkbereich der Pars intermedia des Meniskus ist eine ausreichende Darstellung und damit Beurteilung der Meniskusmorphologie mit Hilfe des Linearschallkopfs fraglich. Angrenzende, erst recht aber vorspringende Knochenteile, wie beispielsweise Osteophyten, machen unter Umständen die Gelenkeinsicht unmöglich, da durch diese Strukturen die senkrecht ins Gelenk einfallende Schallenergie vollständig reflektiert wird und dadurch darunter liegende Strukturen nicht mehr dargestellt werden können.

Demgegenüber bietet der Sektorschallkopf durch seinen divergierenden Strahlengang trotzdem noch Einsicht in das Gelenk, das durch diesen besonderen Strahlengang regelrecht „aufgeklappt" erscheint (Abb. 20–23).

Das schlechtere Signal-Rausch-Verhältnis des Linearschallkopfs wirkt sich bei der Beurteilung kleiner, oberflächennaher Strukturen wie dem Meniskus gegenüber dem Sektorschallkopf ebenfalls nachteilig aus (s. Kap. 1.1.5).

Dagegen bietet der Linearscan dem Anfänger in der Meniskussonographie ein leicht verständliches Übersichtsbild. Aufgrund des größeren Bildausschnitts wird die anatomische Orientierung erleichtert, allerdings nur – wie bereits erwähnt – im Kniekehlenbereich. Über der Pars intermedia des Meniskus läßt sich das Gelenk bereits nicht mehr einsehen. Die relativ großen Auflageflächen der meisten Linearschallköpfe haben zudem den Nachteil, daß notwendige Funktionsaufnahmen erschwert, wenn nicht sogar unmöglich gemacht werden.

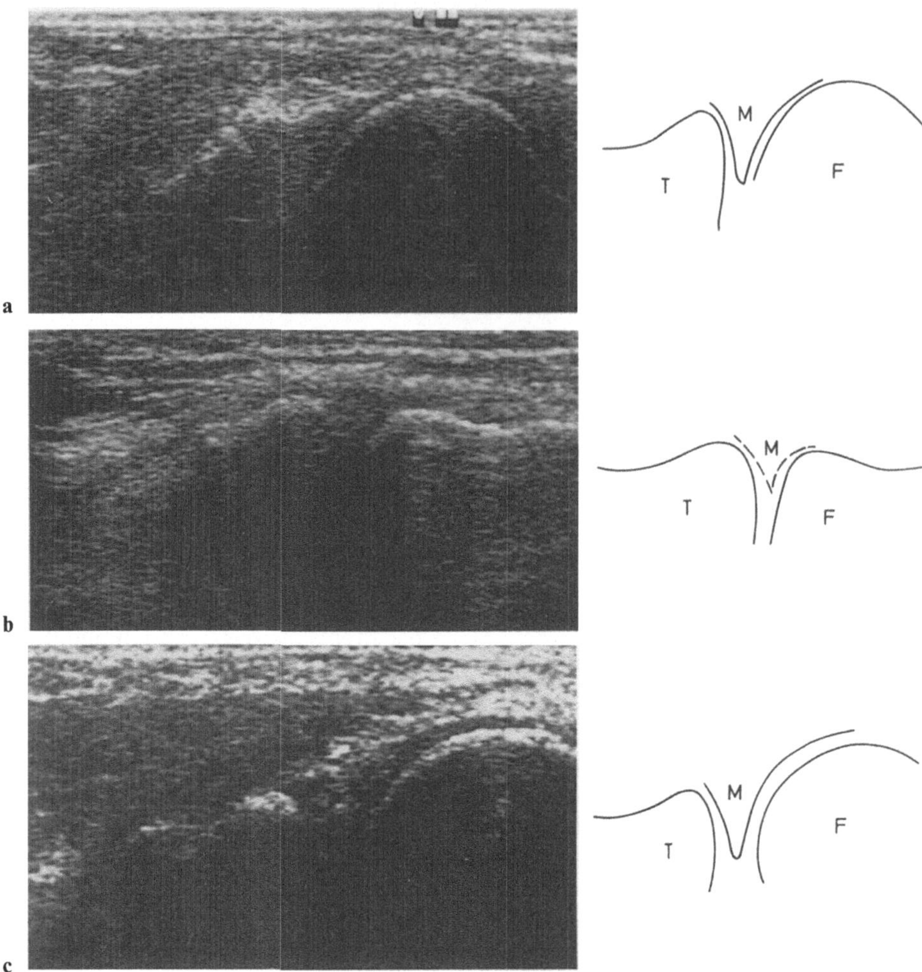

Abb. 15a–c. Darstellung des Hinterhorns **(a)**, der Pars intermedia **(b)** und des Vorderhorns **(c)** eines gesunden Innenmeniskus mit Hilfe eines 5-MHz-Linearschallkopfs. Im Bereich des Hinterhorns ist der inhomogene Meniskus abgrenzbar, während er im Vorderhornbereich schlecht und in der Pars intermedia nicht abgrenzbar ist. Die typischen Knochenkonturen von Femur und Tibia sind deutlich zu sehen

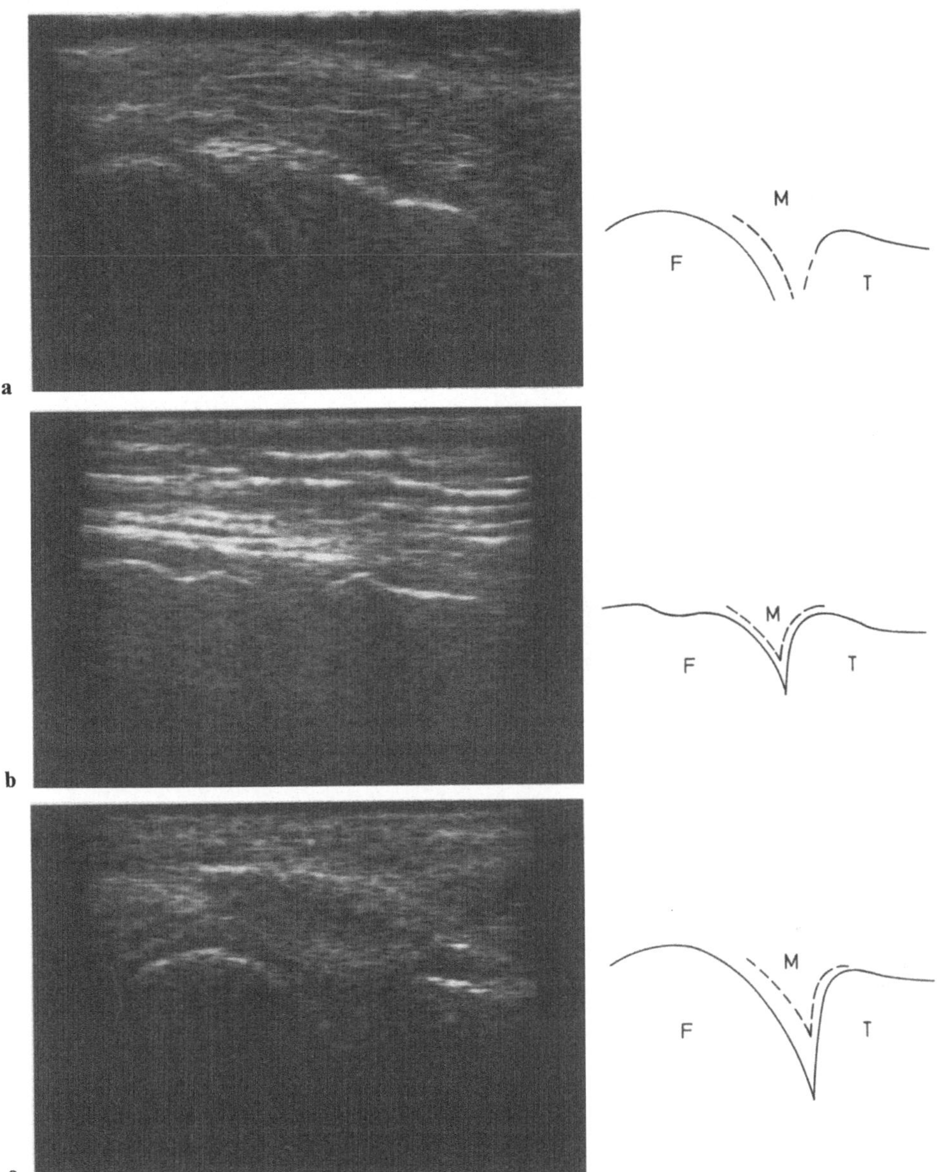

Abb. 16a–c. Derselbe Innenmeniskus wie in Abb. 15 wird mit Hilfe eines 7,5-MHz-Linearschallkopfs dargestellt: Hinterhorn **(a)**, Pars intermedia **(b)** und Vorderhorn **(c)**. Auch hier ist der Meniskus mit Hilfe des Linearschallkopfs nur schwer abgrenzbar. Eine Gelenkeinsicht in der Pars intermedia gelingt nicht

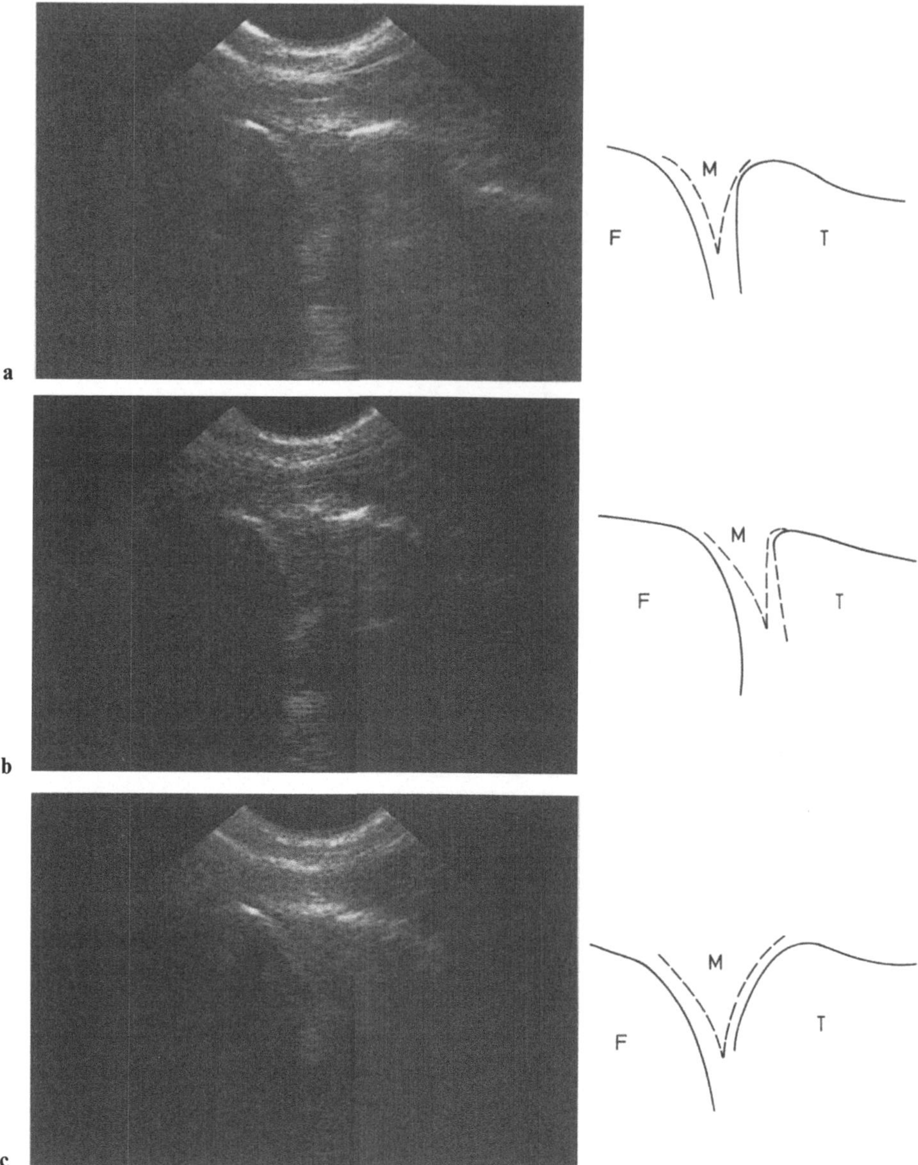

Abb. 17a–c. Derselbe Innenmeniskus wie in Abb. 15 und 16. Es wird ein 5-MHz-Sektorschallkopf verwendet. Hinterhorn **(a)**, Pars intermedia **(b)** und Vorderhorn **(c)** des Innenmeniskus werden erfaßt. Die Knochenkonturen von Femur und Tibia sind zwar deutlich sichtbar, eine Abgrenzung des Meniskus gelingt jedoch nicht

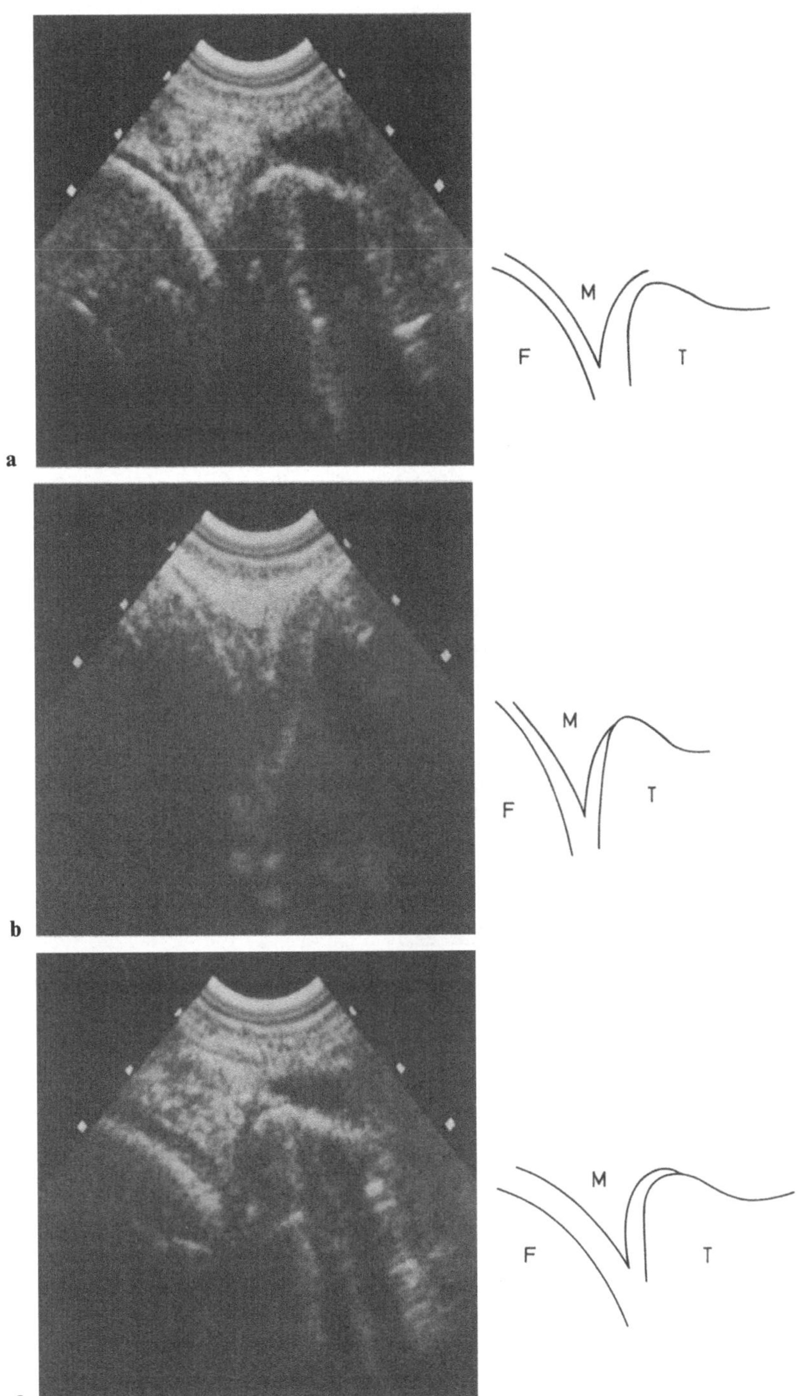

Abb. 18a–c. Unter Verwendung eines 5-MHz-Sektorschallkopfs wird wiederum das Hinterhorn **(a)**, die Pars intermedia **(b)** und das Vorderhorn **(c)** des bereits mehrfach gezeigten Meniskus dargestellt. Der 5-MHz-Schallkopf dieses Geräts erlaubt zwar eine deutliche Abgrenzung des Meniskus, seine Binnenstrukturen sind jedoch nicht eindeutig zu beurteilen

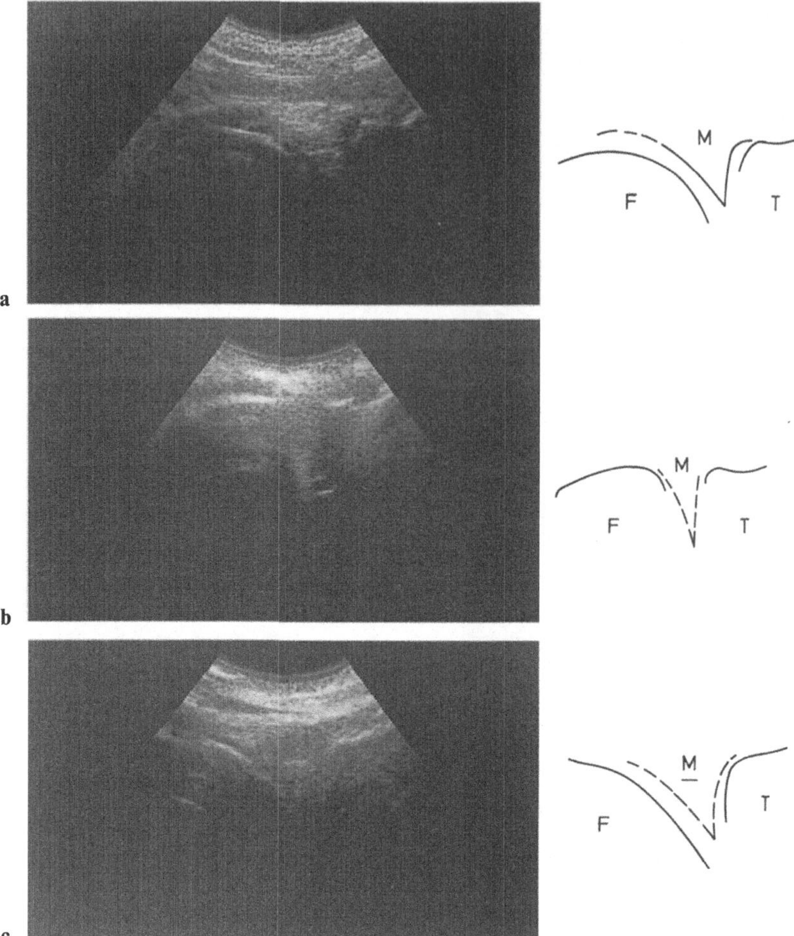

Abb. 19 a–c. Derselbe Meniskus wie in Abb. 15–17 mit einem 7,5-MHz-Sektorschallkopf dargestellt: Hinterhorn **(a)**, Pars intermedia **(b)** und Vorderhorn **(c)**. Mit Hilfe dieses Gerätetyps gelingt lediglich im Hinterhornbereich eine Abgrenzung des Meniskus, in der Pars intermedia und im Vorderhornbereich läßt er sich nicht bis zu seiner Spitze abgrenzen. Die typischen Knochenkonturen von Femur und Tibia lassen sich gut identifizieren.

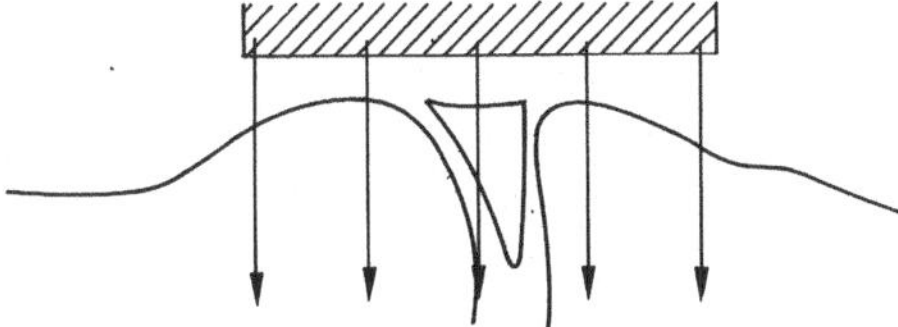

Abb. 20. Schematische Darstellung der Gelenkeinsicht mit Hilfe eines Linearschallkopfs

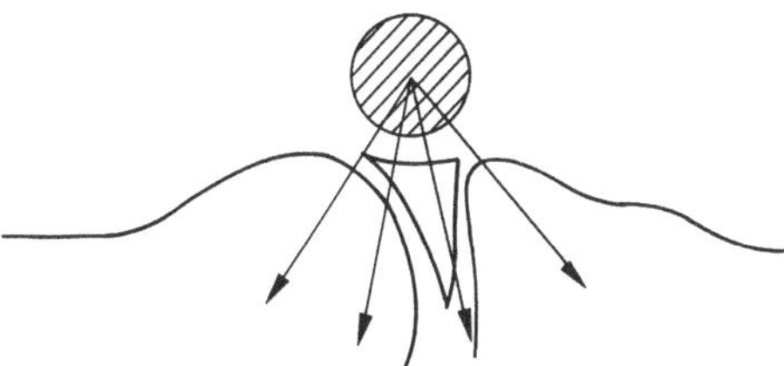

Abb. 21. Der divergierende Strahlengang des Sektorschallkopfs bewirkt ein „technisches Aufklappen" des Gelenkspalts, evtl. auftretende, störende, an den Knochenkonturen von Femur und Tibia entstehende Wiederholungsechos werden aus dem Bereich des Meniskus herausgestreut

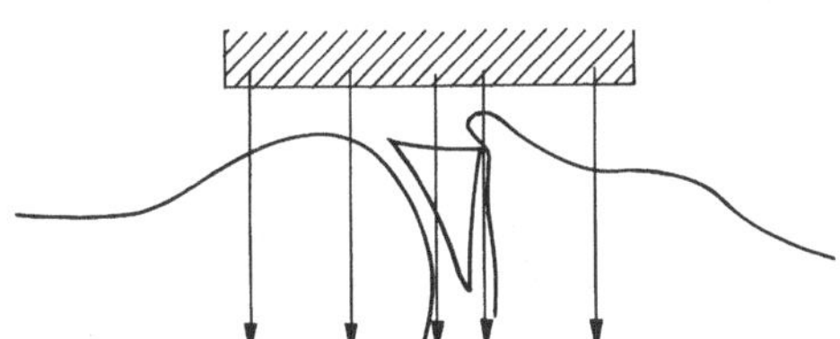

Abb. 22. Bei engem Gelenkspalt und im arthrotischen Gelenk ist die Beurteilung des Meniskus mit Hilfe eines Linearschallkopfs sehr erschwert oder gar unmöglich

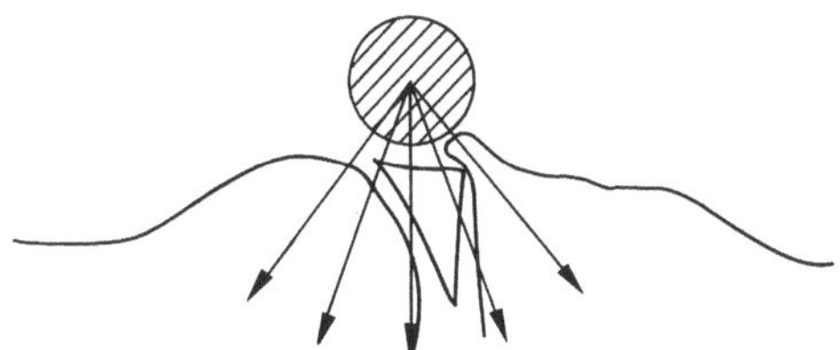

Abb. 23. Mit Hilfe eines Sektorschallkopfs gelingt in der Regel auch bei engem Gelenkspalt und im arthrotischen Gelenk die Darstellung des Meniskus

Zur optimalen Darstellung, die zur zuverlässigen Beurteilung des Meniskus unverzichtbar ist, sollte deshalb ein Sektorschallkopf gewählt werden. Mit seiner Hilfe gelingt – wie oben bereits erwähnt – eine „Aufklappung" des Gelenkspalts, was besonders im Bereich der Pars intermedia von Bedeutung ist, wo der enge Gelenkspalt die Meniskusdarstellung erschwert (Abb. 24–26).

Nochmals soll betont werden, daß der Sektorschallkopf die weiter entfernt liegenden Strukturen nicht spreizt und somit die Bildgeometrie nicht verändert wird (s. Kap. 1.1). Parallele Ebenen wurden parallel dargestellt und nicht, wie manchmal vermutet, als konvex gekrümmte Bögen.

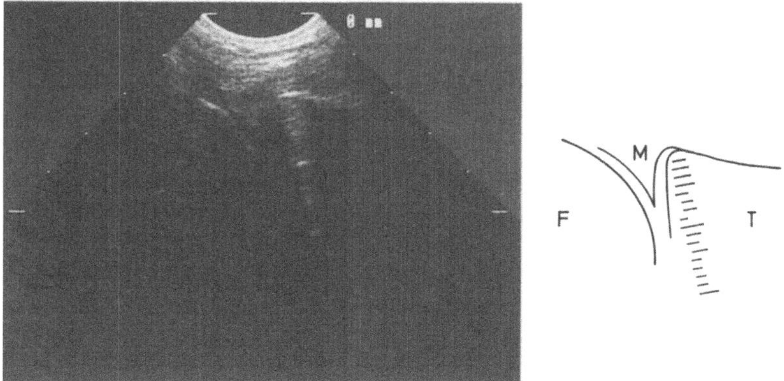

Abb. 24. Pars intermedia des Innenmeniskus. Der divergierende Strahlengang des Sektorenschallkopfs bewirkt, daß evtl. auftretende Wiederholungsmuster am Knochen aus dem Bereich des Meniskus herausgestreut werden und somit nicht irrtümlicherweise zu Fehldiagnosen bezüglich des Meniskus führen

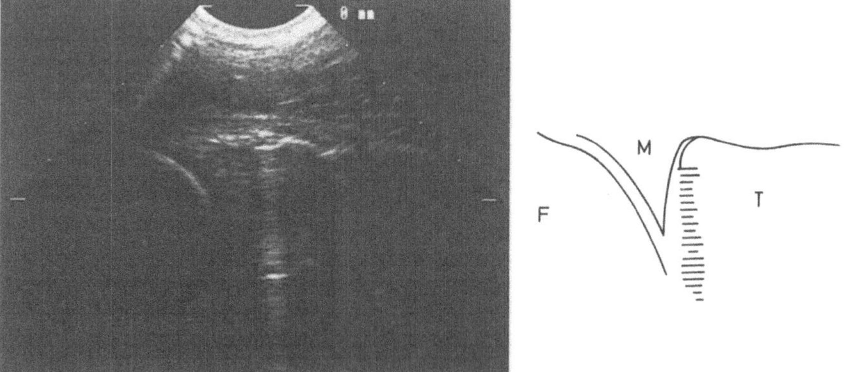

Abb. 25. Sonographische Darstellung eines gesunden Meniskus im Hinterhornbereich. Das Wiederholungsecho, das an der Tibiakante entsteht, wird – bedingt durch den Strahlengang des Sektorschallkopfs – eindeutig aus dem Bereich des Meniskus herausgestreut

a

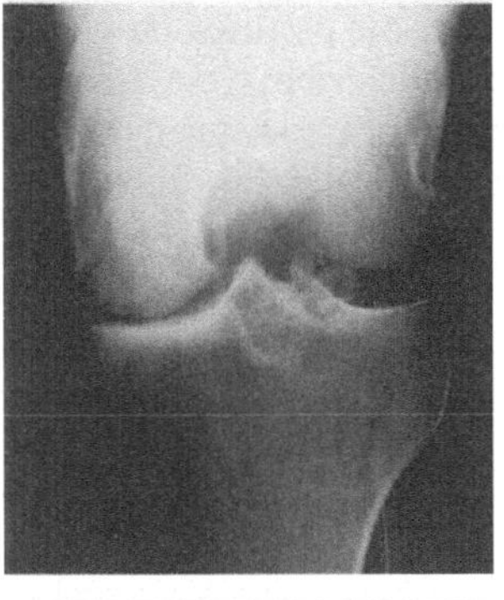

b

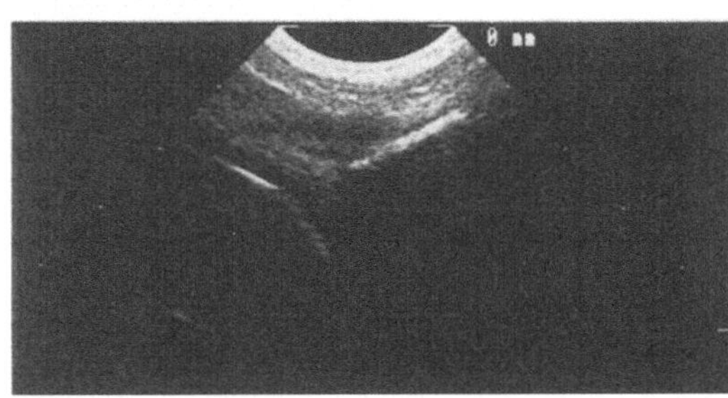

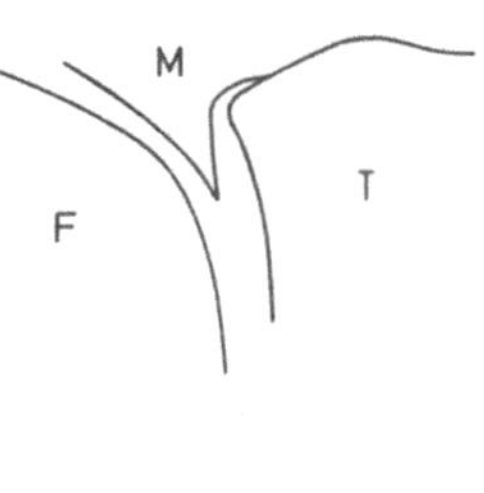

Abb. 26a, b. a Durch osteophytäre Randzacken beim arthrotischen Kniegelenk wird der Gelenkspalt deutlich verschmälert. **b** Trotzdem ist der Meniskus mit Hilfe des Sektorschallkopfs bis zu seiner Spitze abgrenzbar. (Auf der Gegenseite war ein freier Gelenkkörper zu sehen)

Versuche an vielen Geräten mit einem 7,5-MHz-Sektorschallkopf haben allerdings gezeigt, daß selbst mit diesen Ultraschallgeräten nicht immer eine zufriedenstellende Darstellung des Meniskus gelingt. Zum Teil zeigten sich gerätespezifische Wiederholungsmuster, die gerade im Darstellungsbereich des Meniskus auftraten, so daß dessen Beurteilung nicht möglich erschien. Auch war bei einigen Schallköpfen die Fokussierung so gewählt, daß sich Meniskusanteile nicht ausreichend darstellen ließen und eine scharfe Abgrenzung der Meniskuskontur von den angrenzenden Knochenstrukturen nicht gelang.

Der zur Meniskussonographie verwendete 7,5-MHz-Sektorschallkopf ist also nur dann geeignet, wenn der Meniskus in Längsschnittführung tatsächlich als homogen graufarbenes Dreieck zur Darstellung kommt. Durch die gerätespezifische unterschiedliche Fokussierung und das unterschiedliche laterale Auflösungsvermögen ist diese optimale Meniskusdarstellung leider bisher nicht mit allen Geräten möglich. Daneben können gerätebedingte Artefakte Anlaß zu Fehldiagnosen geben.

Mit Hilfe des 7,5-MHz-Sektorschallkopfs sollte der Meniskus so zur Darstellung kommen, daß keine Vorlaufstrecke benötigt wird, um die flexible Handhabung des Schallkopfs nicht zu beeinträchtigen. Es muß darauf geachtet werden, daß die Auflagefläche des Sektorschallkopfs möglichst klein ist, um eine optimale Positionierung über dem Gelenkspalt zu ermöglichen.

Die Geräteeinstellung muß so gelingen, daß einerseits die poplitealen Gefäße binnenechofrei, also „schwarz“, andererseits der gesunde Meniskus homogen graufarben, ohne Reflexionsmuster mit scharfen Randbegrenzungen bis zur Spitze dargestellt werden; die Knochenkonturen von Tibia und Femur müssen als echoreiche „weiße“ Reflexionsebene auszumachen sein.

Der Nachteil des Sektorschallkopfs liegt darin, daß die exakte Längschnittführung durch leichtes, unbemerktes Kippen und Drehen des meist runden Schallkopfs beeinträchtigt wird. Bei ausreichender Erfahrung in der Untersuchungstechnik verliert dieser Nachteil allerdings zunehmend an Gewicht, wenn darauf geachtet wird, daß der Meniskus bis zur Spitze einsehbar ist, abgegrenzt von den Knochenkonturen von Femur und Tibia.

2.2 Untersuchungsablauf

Die sonographische Untersuchung des Meniskus beginnt mit der Inspektion des *Hinterhorns*. Dazu liegt der Patient flach auf dem Bauch, wobei die Fußspitze des betroffenen Beins auf der Liege aufgesetzt wird, um eine leichte Anwinkelung (ca. 20°) in der Kniekehle zu erreichen. Nach unseren Erfahrungen erschwert eine vollständige Kniestreckung die sonographische Darstellung der Hinterhörner. Der Untersucher setzt sich so neben das zu untersuchende Knie, daß er den Ellbogen des schallkopfführenden Arms bequem auf dem Liegenrand aufstützen kann. Die Tastatur des Ultraschallgeräts sowie der „Freezer“ sollte sich in nächster Reichweite befinden, um ohne Störung des Untersuchungsablaufs Einstellungskorrekturen vornehmen zu können und schnellstmöglich ein „Einfrieren“ des Monitorbildes zu gewährleisten (Abb. 27a).

Bei stark behaarten Kniepartien ist eine vorherige Rasur über dem Kniegelenkspalt empfehlenswert, da Haare die Bildqualität herabsetzen und Anlaß zu Artefakten sein können.

Nach Auftragen von ausreichend Kontaktgel wird der kugelförmige Sektorschallkopf in der Kniekehle aufgesetzt. Während der gesamten Untersuchung sollte auf eine senkrechte Position des Schallkopfs zur Haut geachtet werden. Um die exakte Längsschnittlage des Schallkopfs zu überprüfen, sollte zunächst eine saubere, echoarme Darstellung der Arteria und Vena poplitea über dem gesamten Bildausschnitt erzielt werden.

In dieser Schallkopfhaltung wird dann der hintere Gelenkspalt zunächst paramedian aufgesucht, im Sonographiebild charakterisiert durch die halbrunde Kontur des Femurkondylus und das eckig erscheinende Tibiaplateau.

Zwischen ihnen muß der Meniskus, exakt eingestellt in der Bildmitte, von der Basis bis zur Spitze zur Darstellung kommen. Durch leichtes Bewegen der Schallquelle nach medial bzw. lateral wird so das Hinterhorn des Innen- bzw. Außenmeniskus sorgfältig durchgemustert (Abb. 27b).

Danach wird der Patient aufgefordert, sich auf die Seite zu legen, wobei die zu untersuchende Kniehälfte in ca. 20° Beugung oben aufliegt. Der Versuch, den Gelenkspalt durch Kissenunterlage am proximalen Femurende weiter aufzuklappen, erbrachte keine nenenswerte Verbesserung der Gelenkeinsicht. In dieser

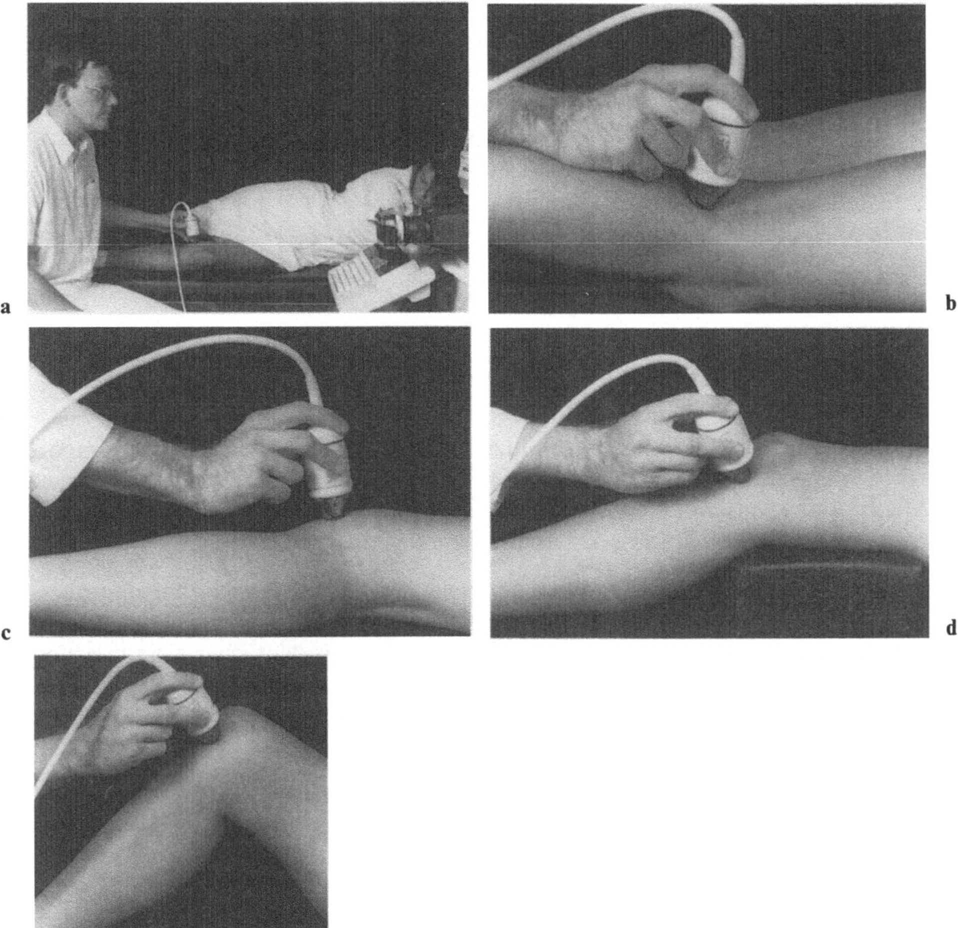

Abb. 27 a–e. Untersuchungsablauf. **a** Geräteanordnung. **b** Zur Darstellung des Meniskushinterhorns wird der Schallkopf in der Kniekehle über dem Gelenkspalt aufgesetzt. Die Schallebene befindet sich parallel zur Beinachse, so daß der Meniskus im Längsschnitt zur Darstellung kommt. **c** Die Pars intermedia des Meniskus wird in Seitenlage untersucht; das Bein ist ca. 20–30° angewinkelt. **d** Ebenfalls 20–30° Beugung ist erforderlich zur Untersuchung des Meniskusvorderhorns. **e** Eine zusätzliche Untersuchung des Vorderhorns in rechtwinkliger Beugung des Kniegelenks ist empfehlenswert

Haltung kann ebenfalls durch langsames Bewegen des Schallkopfs über dem Gelenkspalt unter Beachtung der Längsschnittposition die ein wenig plumpere Intermediärportion und anschließend der schlankere Vorderhornbereich des Meniskus eingesehen werden (Abb. 27c, d).

Zur weiteren Untersuchung des *Vorderhorns* legt sich der Patient auf den Rücken und setzt den Fuß des betroffenen Beins flach auf die Liege auf, so daß das Vorderhorn von ventral in ca. 90° Beugung untersucht werden kann (Abb. 27e). Das langzipfelige Vorderhorn erscheint so zwischen den im Vergleich zur

Intermediärportion weiter auseinanderweichenden Knochenkonturen und läßt in der Tiefe häufig Anteile des vorderen Kreuzbandes erkennen. Zum Ligamentum patellae hin läßt sich der Hoffa-Fettkörper vom Meniskus abgrenzen. Neben diesen hier aufgeführten Standardpositionen sollte insbesondere der Vorderhornbereich in verschiedenen Beugegraden des Kniegelenks von 0–90° untersucht werden, um auch kleinere, versteckt liegende Risse nicht zu übersehen.

Innen- und Außenmeniskus werden jeweils in gleicher Weise untersucht, wobei beim Außenmeniskus mögliche Schallartefakte infolge der Fibulakontur berücksichtigt werden müssen (s. Kap. 4).

2.3 Standardebene und Dokumentation

Um eine repräsentative und reproduzierbare Dokumentation der sonographischen Meniskusuntersuchung zu gewährleisten, ist das Festhalten der einzelnen Meniskusabschnitte in einer Standardebene erforderlich.

Folgende Kriterien müssen erfüllt sein:

a) Als Standardebene eignet sich nur der Längsschnitt, da sich Meniskusquerschnitte nur schwer anatomisch zuordnen lassen (Abb. 28). Im Längsschnitt sollte sich der Kniegelenkspalt in der Bildmitte befinden mit deutlicher Konturierung der angrenzenden knöchernen Anteile von Tibia und Femur.

b) Gefordert wird weiterhin eine Darstellung des Meniskusdreiecks von der Basis bis zur Spitze unter Sichtbarwerden der Meniskusbinnenstruktur (Abb. 29).

Von jedem Meniskusanteil – Hinterhorn, Pars intermedia und Vorderhorn – ist mindestens jeweils ein Bild in der Standardebene zu dokumentieren. Bei pathologischen Befunden, wie Rissen, Degenerationen, freien Gelenkkörpern

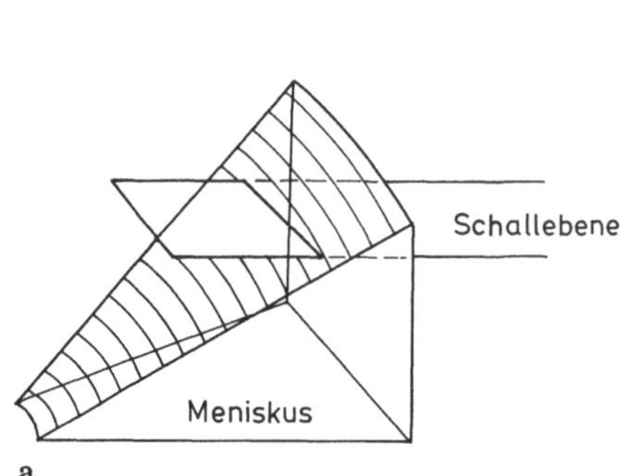

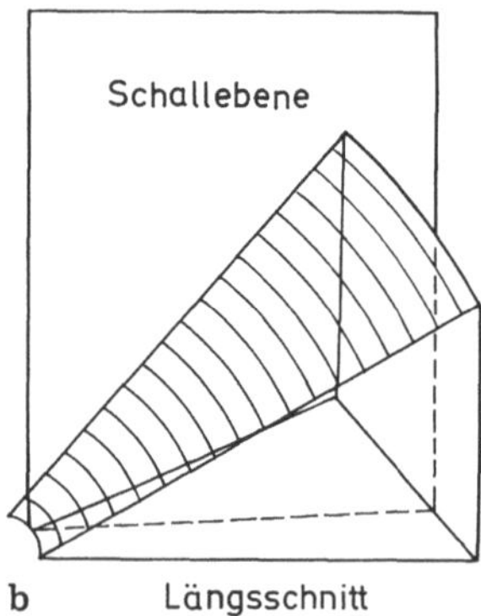

Abb. 28 a, b. Meniskusdarstellung im Quer- und Längsschnitt. **a** Querschnitt. Hierbei wird nur ein kleiner Ausschnitt des Meniskus erfaßt. Beim Verschieben des Schallkopfs von Kranial nach kaudal wird die sonographisch dargestellte „Meniskusscheibe“ immer größer. Eine Beurteilung des Meniskus ist nicht zufriedenstellend möglich. **b** Vollständige Darstellung des Meniskus im Längsschnitt

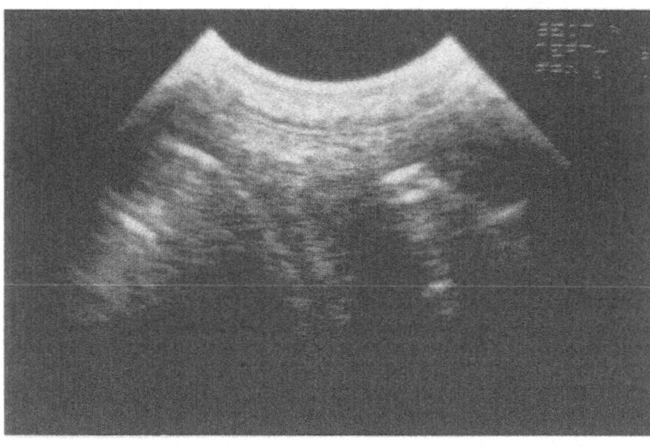

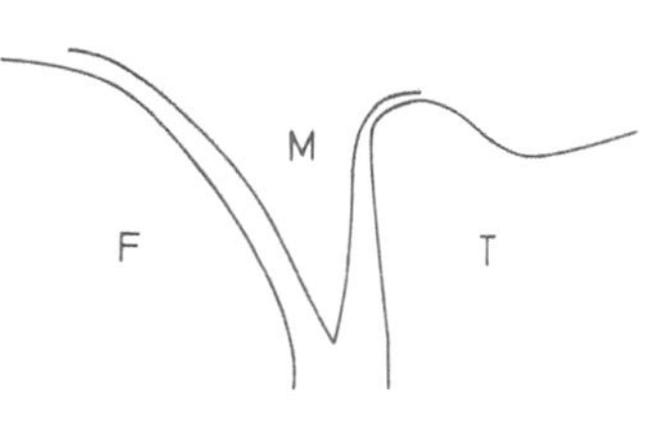

Abb. 29. Hinterhorn eines normalen Innenmeniskus. In der starken Vergrößerung sind die typische Rundung des Femurs und die charakteristische Kontur der Tibia deutlich abzugrenzen, dazwischen zeigt sich das Dreieck des Meniskus. Lediglich im exakten Längsschnitt sind diese charakteristischen Knochenkonturen und das Meniskusdreieck bis zu dessen Spitze sauber abzugrenzen

oder osteochondritischen Bezirken, sind weitere Bilder zur Dokumentation unverzichtbar.

Zur Dokumentation eignen sich aufgrund ihrer hervorragenden Abbildungsqualität Multiformatkameras, wobei eine 6-Felder-Aufteilung des Films für jeweils ein Knie sinnvoll erscheint. Aber auch preiswerte Alternativen wie Videoprinter und Kleinbildkameras stellen ausreichende Dokumentationsmöglichkeiten dar.

Abschließend sollte ausdrücklich darauf hingewiesen werden, daß sich die sonographische Beurteilung des Meniskus nur aus dem Untersuchungsablauf heraus ergibt, nicht aber aufgrund der nur der Dokumentation dienenden statischen Bilder.

Abweichend von der oben vorgestellten Patientenlagerung hat sich zur Darstellung des Vorderhorns und der Intermediärportion des Meniskus die Untersuchungstechnik beim sitzenden Patienten mit frei herabhängendem Unterschenkel bewährt.

3 Ultraschallanatomie des Meniskus

Beim Aufsetzen des Schallkopfs in der Kniekehle kommen bei Längsschnittführung folgende Strukturen zu Darstellung:

Unter der Haut zeigen sich das Bindegewebe sowie die Kapsel- und Bandstrukturen als helle hyperdense Bezirke. Darin eingebettet kommen die Arteria und Vena poplitea zur Darstellung, die Gefäßwände sind als weiße, hyperdense Linien abzugrenzen, der blutgefüllte Gefäßinhalt stellt sich hypodens, schwarz, ohne jegliche Binnenstrukturen dar. Arteriosklerotische Veränderungen sind in der Gefäßwand oder bereits in das Gefäßlumen hineinragend als stark reflektierende Bezirke abzugrenzen. Thromben in diesem Venenabschnitt zeigen sich als schwach hyperdense, graue Strukturen in der Vene (Rudofsky 1987).

Über dem Gelenkspalt auf Höhe des Meniskushinterhorns sind unter der Haut die Kapsel- und Bandstrukturen auszumachen. Der Ansatz der Gelenkkapsel am Knochen kann durch Verschieben des Schallkopfs nach kranial bzw. kaudal am Femur bzw. der Tibia dargestellt werden. Die Muskeln zeigen sich beim Verschieben des Schallkopfs nach kranial oder kaudal als dunkle, hypodense Bezirke. Die einzelnen Muskeln sind durch die Faszien, die sich als helle Linien darstellen, abgegrenzt. Befindet sich der Schallkopf über dem Gelenkspalt, sieht man unter dem Kapselbandapparat den Meniskus als homogen graufarbenes Dreieck, gut abgegrenzt von den typischen Knochenkonturen des Femurs und der Tibia. Der hyaline Knorpelüberzug der Knochenanteile ist als feiner hypodenser, dunkler Streifen, dem hellen Knochenende aufsitzend, auszumachen. Das Dreieck des Meniskus ist im Hinterhornbereich gleichschenklig, relativ spitzwinklig konturiert, im Bereich der Pars intermedia ist es mehr plump und im Vorderhornbereich eher lang ausgezogen. Vom Hinterhornbereich des Meniskus aus sieht man häufig in der Tiefe Anteile des hinteren Kreuzbandes, vom Vorderhornbereich entsprechend des vorderen Kreuzbandes. Außen- und Innenmeniskus unterscheiden sich im sonographischen Bild praktisch nicht.

Am schwierigsten läßt sich, durch den engen Gelenkspalt bedingt, die Pars intermedia des Meniskus darstellen, während das Hinterhorn aufgrund des breiteren Gelenkspalts am besten einsehbar ist. Das Vorderhorn ist bei 90° gebeugtem Knie in der Regel ebenfalls zwischen den relativ weit auseinandergewichenen Knochen problemlos einsehbar.

Meniskusuntersuchungen von Patienten in verschiedenen Lebensaltern zeigen, daß beim Kleinkind das kleine Meniskusdreieck sich gut von den breiten dunklen Bezirken des hyalinen Knorpelüberzugs der angrenzenden Knochen abhebt. Diese hyaline Knorpelschicht wird mit zunehmendem Alter dünner und ist bei 13- bis 15jährigen Patienten kaum mehr von dem Sonographiebild erwachsener Patienten zu unterscheiden.

Mit zunehmendem Lebensalter zeigt auch der gesunde Meniskus Degenerationserscheinungen. Ab dem 18. Lebensjahr weist praktisch jeder Meniskus sonographisch Degenerationsherde auf, die mit steigendem Alter an Zahl zunehmen können. Entsprechend den degenerativen Veränderungen wird mit zunehmendem Lebensalter auch der Gelenkspalt enger und damit die Darstellung und Beurteilung des Meniskus schwieriger.

Meniskusläsionen sind im Ultraschallbild als hyperdense, d.h. helle Bezirke sichtbar. Sie heben sich deutlich vom homogen graufarbenen Meniskusdreieck ab.

Risse im Meniskus stellen Konturunterbrechungen des Knorpels dar und reflektieren daher die Schallenergie weit mehr als das umliegende gesunde Meniskusgewebe, an dem die Schallenergie teils reflektiert, teils absorbiert wird. Der Riß ist „Spiegel“ für die Schallwellen und muß aus diesem Grund unabhängig von seiner Größe sonographisch sichtbar sein. Die Konturen des frischen Risses im Ultraschallbild sind hell und scharf, während der schon seit längerer Zeit bestehende Riß durch degenerative Veränderungen der Umgebung nicht mehr so scharf imponiert.

Auch Degenerationen stellen sich hyperdens, also hell dar. Doch zeigen sie in der Regel im Gegensatz zu den scharfen Konturen des Risses ein mehr wolkiges Bild. Degenerationen liegen Veränderungen im Meniskusgewebe zugrunde und sind daher nicht immer an derselben Stelle im Ultraschallbild zu erwarten wie beispielsweise der Riß. Sie wechseln in jeder neuen Schnittebene ihr Bild, während der Riß sich über mehrere Schnittebenen verfolgen läßt.

Freie Gelenkkörper lassen sich ebenfalls als hyperdense Bezirke ausmachen, doch liegen sie außerhalb des Meniskusdreiecks.

Voraussetzung für die exakte sonographische Meniskusdiagnostik und die korrekte Zuordnung der Befunde ist die genaue Längsschnittführung, die – wie beschrieben – eingehalten ist, wenn die charakteristischen Konturen von Femur und Tibia durch die hypodensen schwarzen Linien des hyalinen Knorpelüberzugs von dem homogen graufarbenen Dreieck des Meniskus unterscheidbar sind.

Die im folgenden gezeigten typischen Bilder sind mit Hilfe des Ultraschallgeräts Ultramark 4 der Firma Scientific Medical Systems entstanden, der verwendete Sektorschallkopf hatte eine Frequenz von 7,5 MHz. Die Dokumentation erfolgte sowohl mit einer Multiformatkamera (Agfa Scopix) als auch mit einer Kleinbildkamera (Fa. Nikon).

3.1 Normalbefunde (Abb. 30–38)

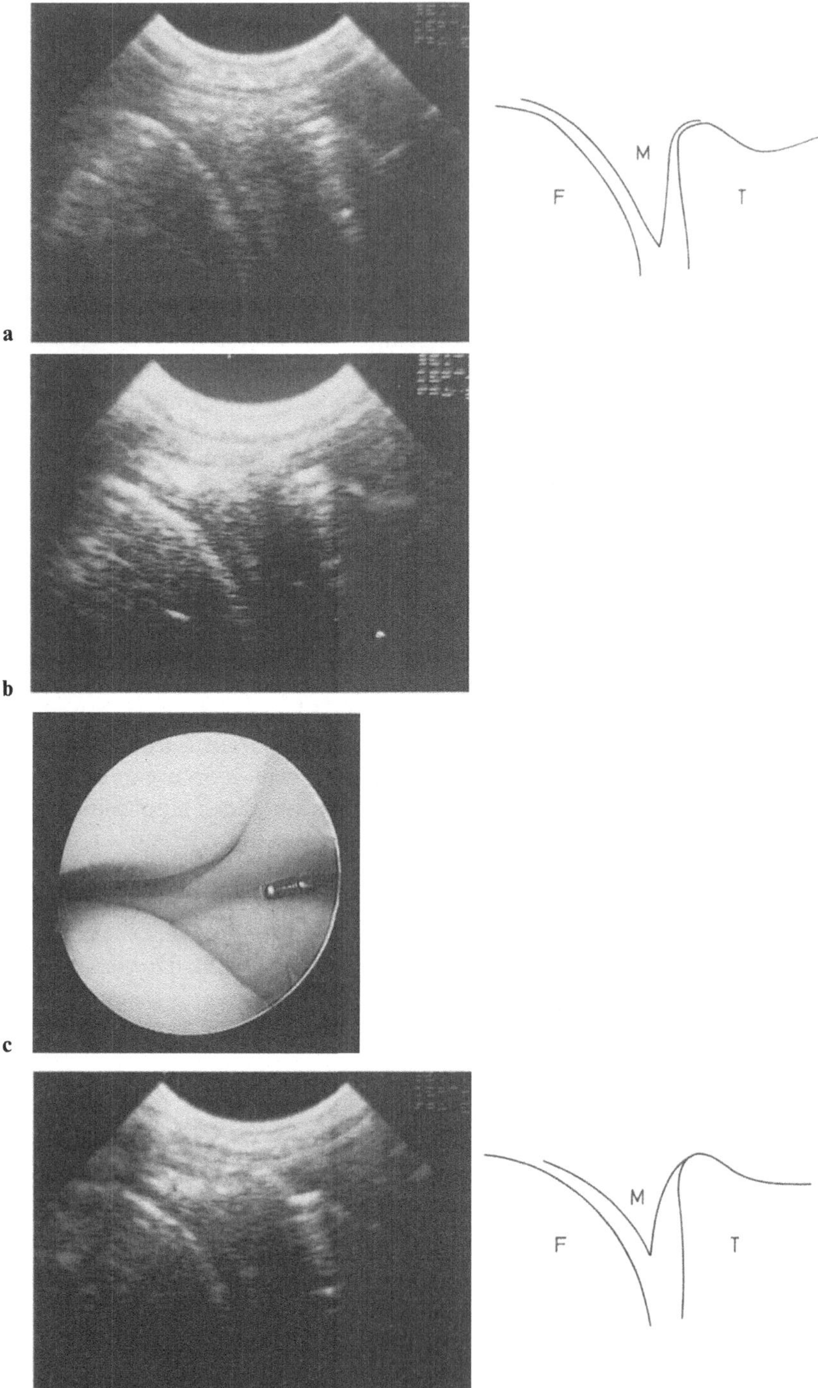

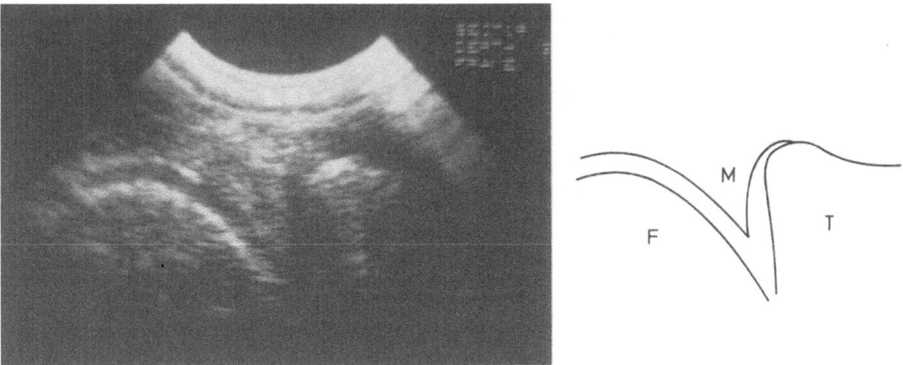

Abb. 31. Starke Vergrößerung des Hinterhorns eines normalen, gesunden Meniskus

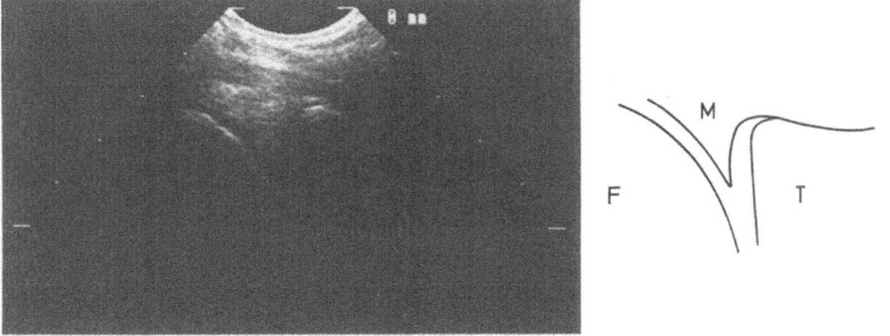

Abb. 32. Meniskusvorderhorn, Normalbefund. Femur und Tibia sind leicht vom Meniskusdreieck zu unterscheiden

◀

Abb. 30 a–d. Pars intermedia und Vorderhorn eines gesunden Innenmeniskus bei starker Vergrößerung. **a** Im Hinterhornbereich zeigt sich der Meniskus als gleichschenkliges Dreieck. **b** Im Bereich der Pars intermedia kommt er mehr als plumpes Dreieck zur Darstellung. **c** Arthroskopiebild der Pars intermedia. **d** Im Vorderhornbereich erscheint der Meniskus lang ausgezogen

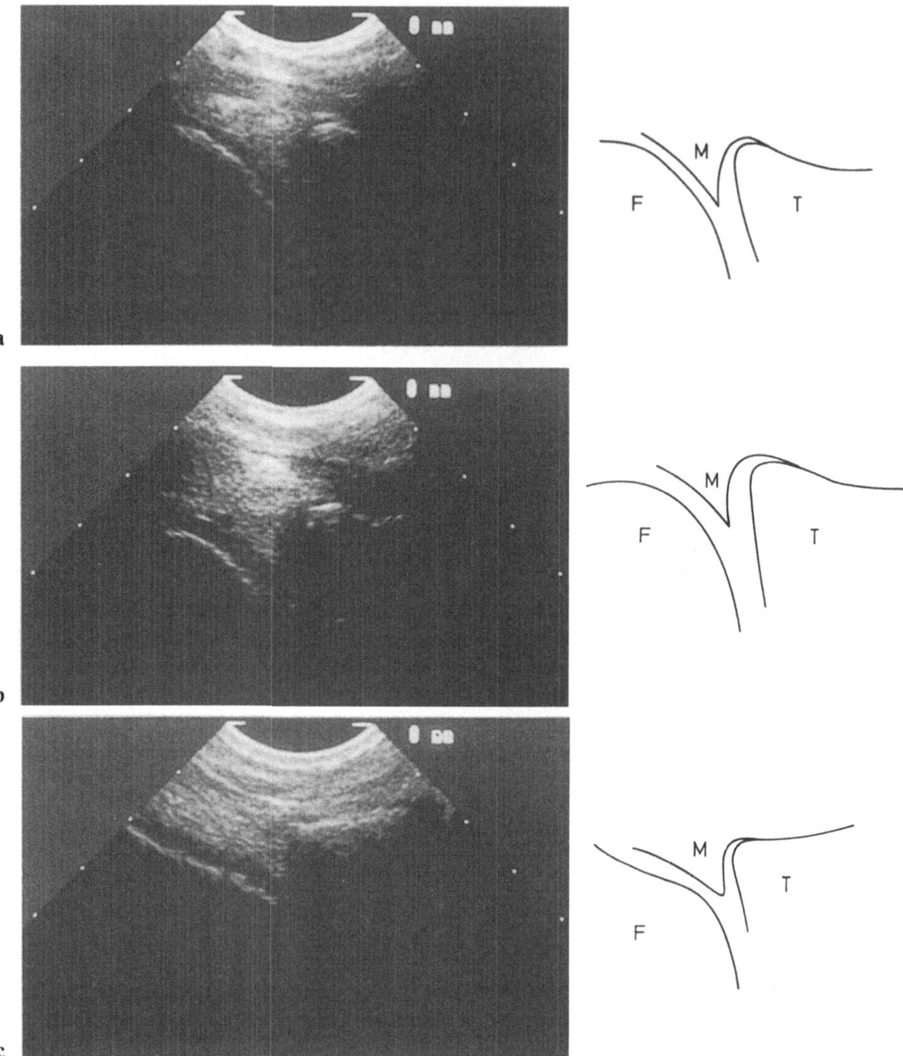

Abb. 33 a–c. Hinterhorn **(a)**, Pars intermedia **(b)** und Vorderhorn **(c)** eines gesunden Außenmeniskus. Zwischen den charakteristischen hellen Reflexen der Knochenkonturen ist das Dreieck des Meniskus bis zur Spitze abgrenzbar

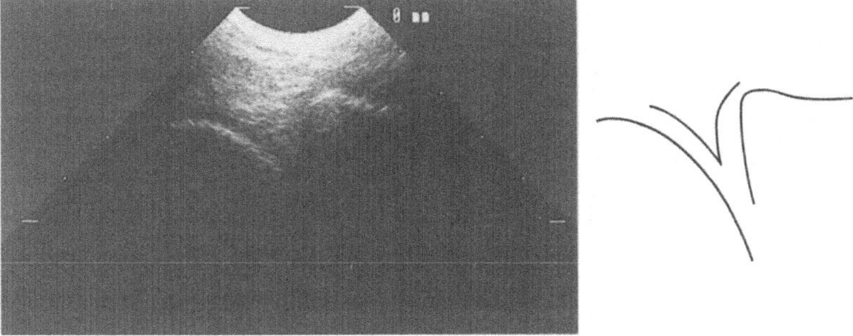

Abb. 34. In starker Vergrößerung kommt das Vorderhorn eines gesunden Innenmeniskus zwischen den Knochenkonturen von Femur und Tibia zur Darstellung

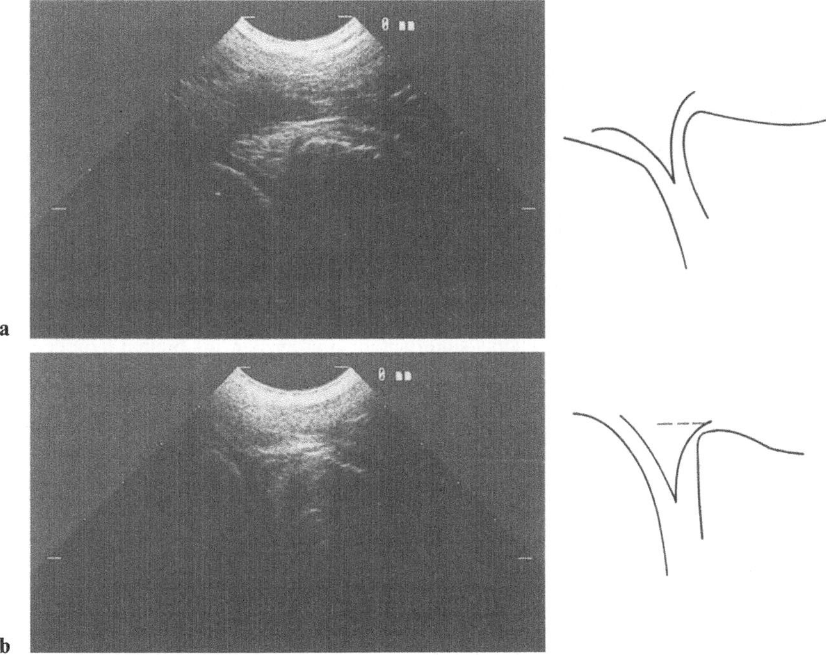

Abb. 35 a, b. a Schmalzipflig stellt sich das Meniskusvorderhorn dar. Gute Einsehbarkeit bis zur Spitze, die typischen Knochenechos von Femur und Tibia sind sichtbar. **b** Homogen graufarben das Hinterhorn eines gesunden Meniskus

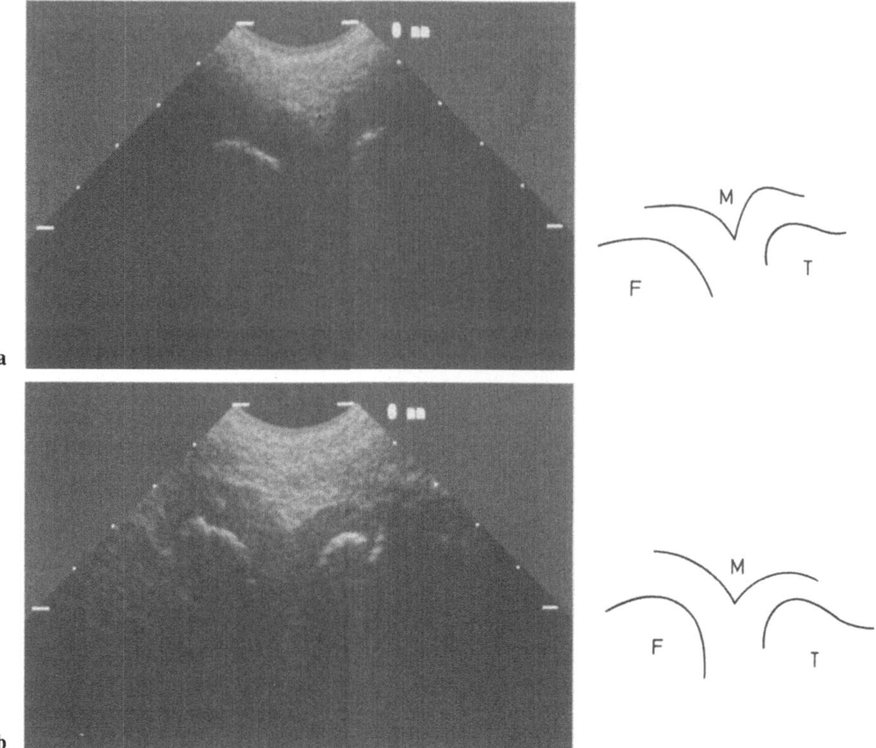

Abb. 36 a, b. Sonographiebild des Hinterhorns **(a)** und Vorderhorns **(b)** eines gesunden Innenmeniskus bei einem 5jährigen Jungen. Das Dreieck des Meniskus ist noch sehr klein und eher plump. Die Knochenkonturen von Femur und Tibia sind deutlich abgrenzbar, die breiten hypodensen Bereiche zwischen den Knochenechos und dem Meniskusdreieck sind dem hyalinen Knorpelüberzug von Femur und Tibia zuzuordnen

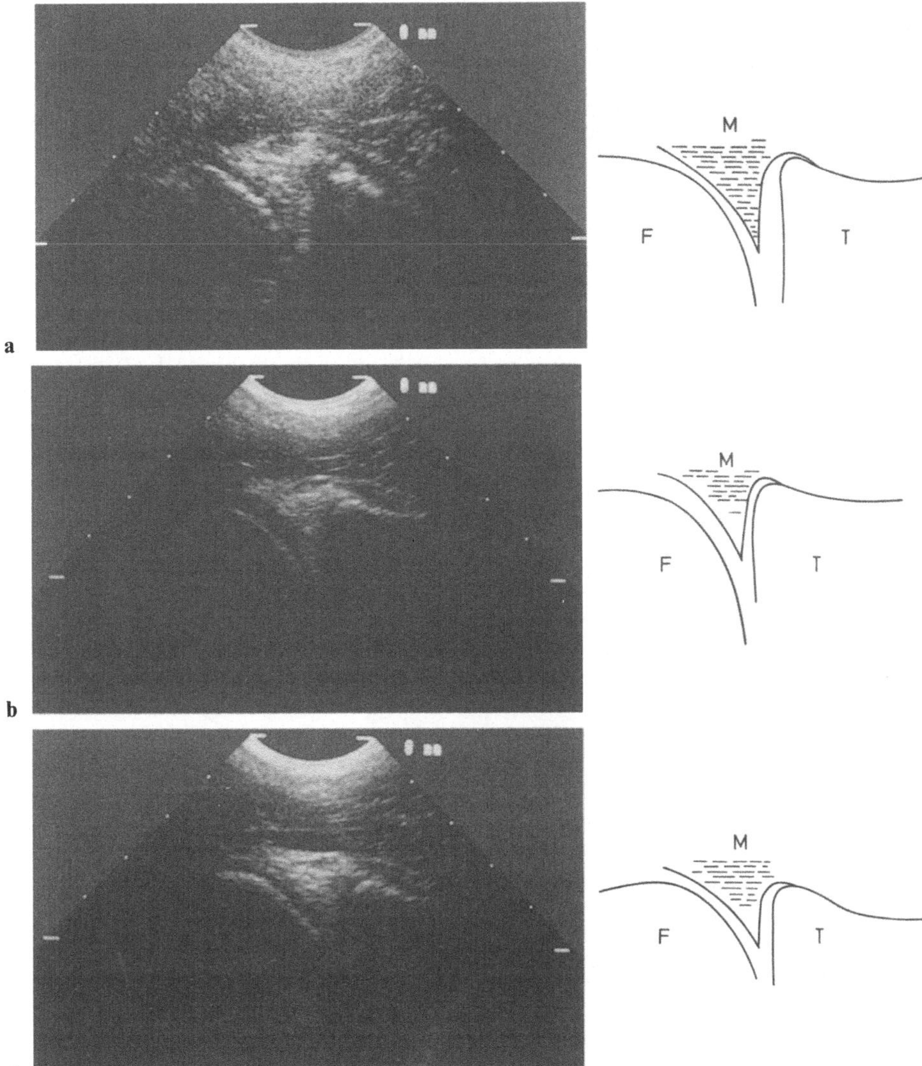

Abb. 37a–c. Hinterhorn **(a)**, Pars intermedia **(b)** und Vorderhorn **(c)** des Innenmeniskus eines 50jährigen Mannes. Im Hinterhornbereich sind hyperdense Bezirke vor allem an der Meniskusbasis, aber auch vereinzelt bis zur Meniskusspitze sichtbar, die degenerativen Veränderungen im Meniskus zuzuordnen sind. In der Pars intermedia und dem Vorderhornbereich sind diese degenerativen Bezirke hauptsächlich an der Meniskusbasis lokalisiert

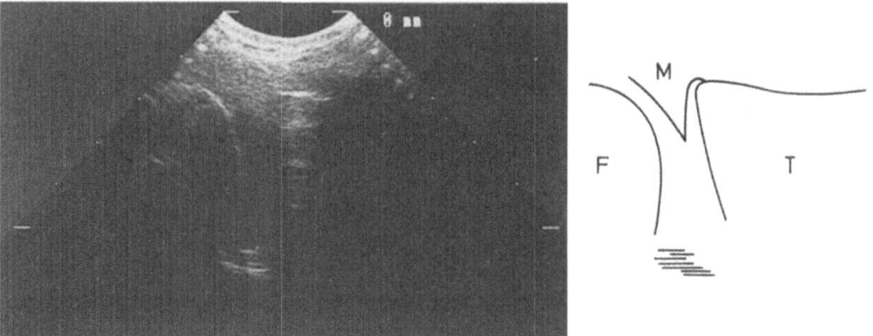

Abb. 38. Innenmeniskus im Bereich des Übergangs vom Hinterhorn zur Pars intermedia. Die charakteristischen Konturen von Femur und Tibia sind deutlich abgrenzbar. In der Tiefe kommt das Reflexmuster des hinteren Kreuzbandes zur Darstellung

3.2 Pathologische Befunde

3.2.1 Degenerationen (Abb. 39–41)

a

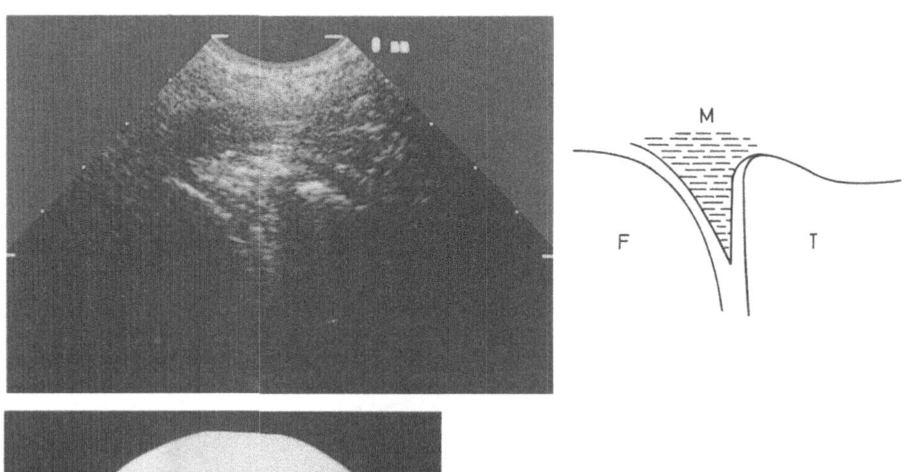

b

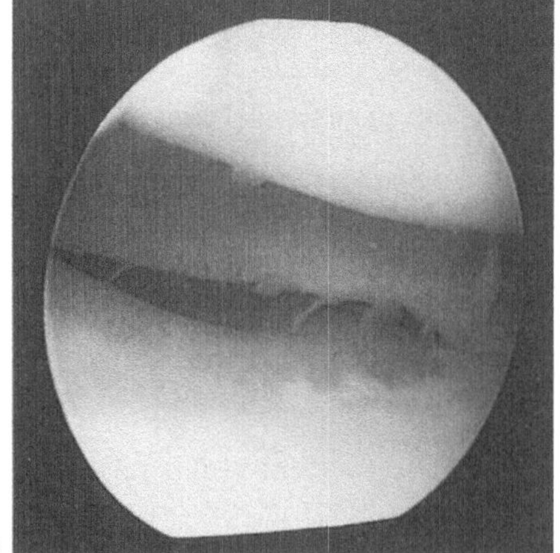

Abb. 39 a, b. Degenerative Innenmeniskopathie. **a** Das sonographische Meniskusdreieck zeigt eine deutliche Reflexvermehrung bis in den Spitzenbereich. **b** Arthroskopisch degenerative Veränderungen am Hinterhorn mit Auffaserungen im Randbereich.

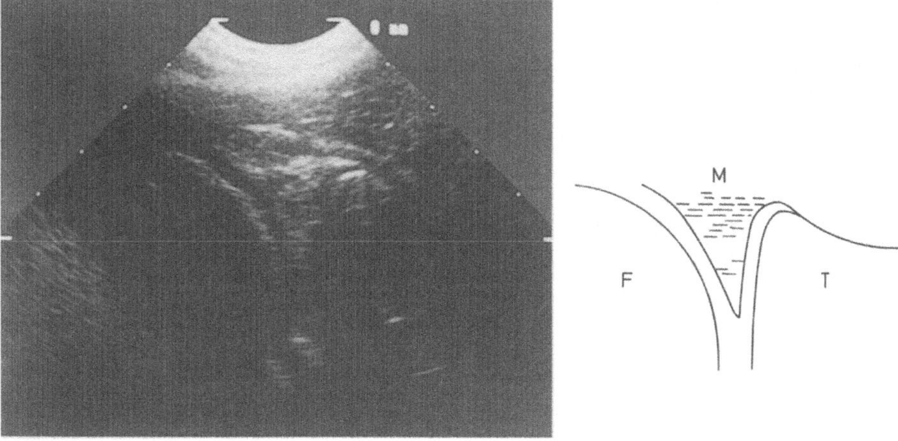

Abb. 40. Sonographiebild einer Basisdegeneration im Hinterhornbereich des Außenmeniskus. Die wolkigen, hyperdensen, unregelmäßigen Bezirke sind das charakteristische Bild einer Degeneration

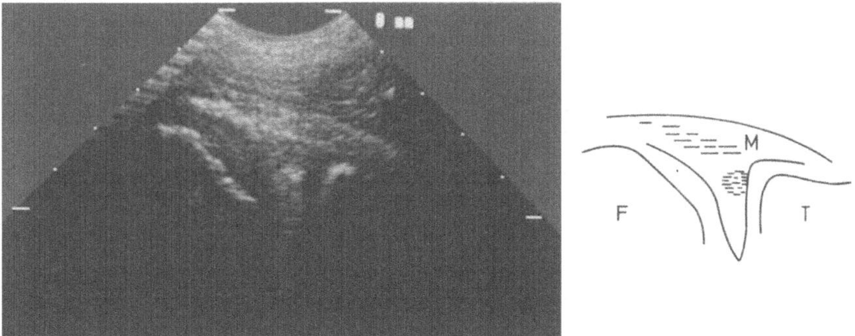

Abb. 41. Umschriebene kleine Degeneration im Hinterhorn des Meniskus eines 13jährigen Jungen. Der hyaline Knorpelüberzug von Femur und Tibia ist altersentsprechend noch etwas verbreitert. Im mittleren Bereich des Meniskusdreiecks ist der Degenerationsherd sichtbar

3.2.2 **Meniskusrisse** (Abb. 42–44)

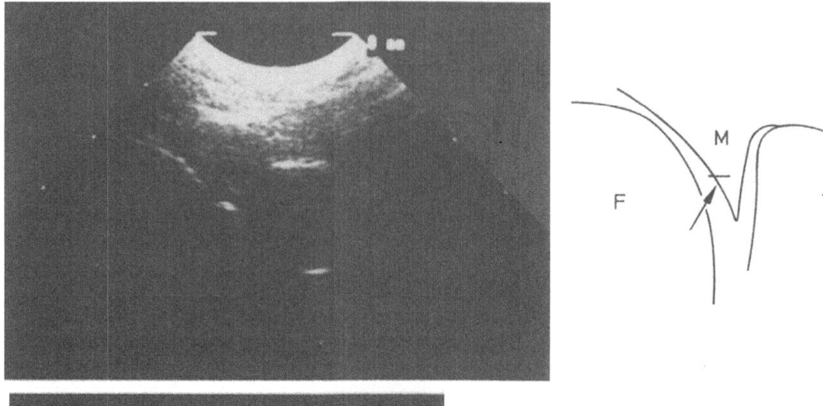

a

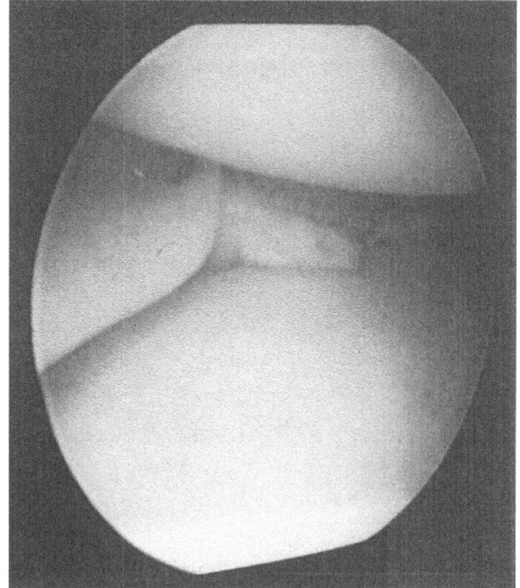

b

Abb. 42 a, b. Riß der Meniskusspitze im Hinterhornbereich. **a** Das helle Reflexmuster des Risses liegt in der ansonsten homogenen Struktur des Meniskushinterhorns, wobei die Intensität der sonographischen Darstellung des Meniskusrisses dem Knochenecho der Tibia entspricht. **b** Arthroskopiebild

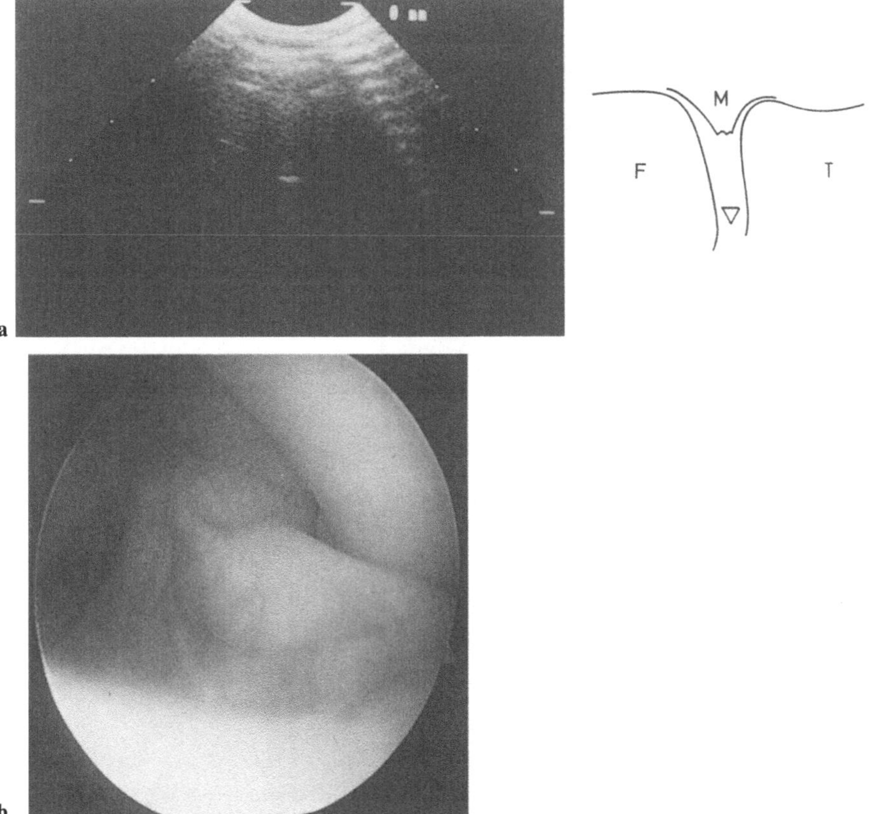

Abb. 43 a, b. Korbhenkelriß in der Pars intermedia. Sonographisch **(a)** zeigt sich ein strichförmiges, helles Reflexmuster, das an dem im Arthroskopiebild **(b)** gezeigten luxierten Meniskusanteil entsteht. Unterbrechung der Meniskusstruktur im Sonogramm nach echoreicher Darstellung der Meniskusbasis

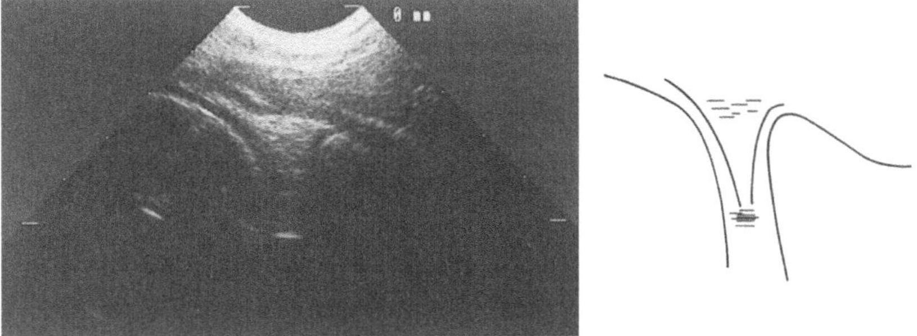

Abb. 44. Kleiner Riß im Vorderhorn eines Innenmeniskus. Der in der Meniskusspitze gelegene Riß zeigt sich als helles Reflexmuster innerhalb des Meniskusdreiecks, die Knochenkonturen von Femur und Tibia sind deutlich abgrenzbar

3.2.3 **Freie Gelenkkörper** (Abb. 45 und 46)

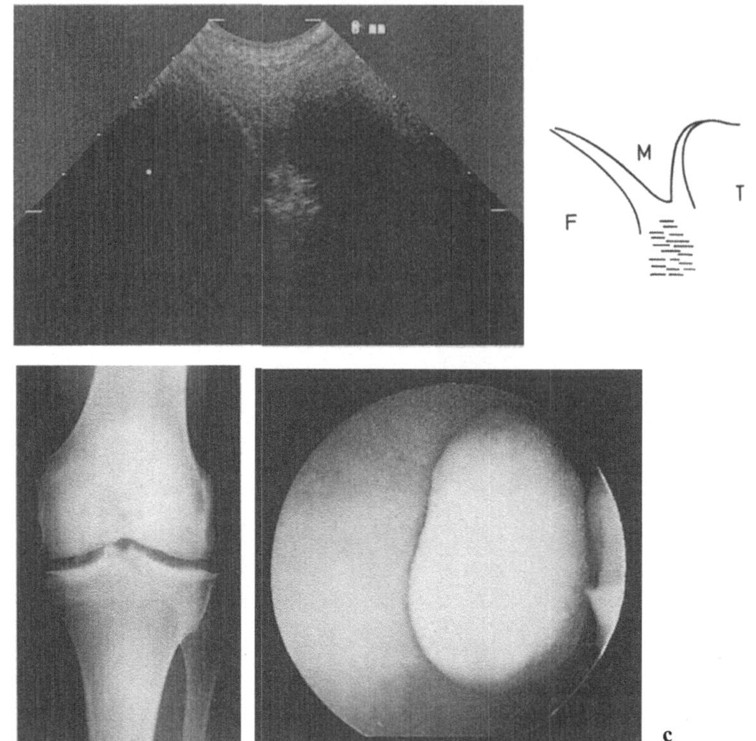

Abb. 45a–c. Nachweis eines freien Gelenkkörpers (Durchmesser ca. 0,5 cm) im Sonogramm **(a)**, Röntgen- **(b)** und Arthroskopiebild **(c)**. Der freie Gelenkkörper zeigt sich im Sonogramm als echoreiches Reflexmuster, deutlich abgesetzt vom Meniskusdreieck, unregelmäßig begrenzt mit multiplen, echoreichen Reflexen

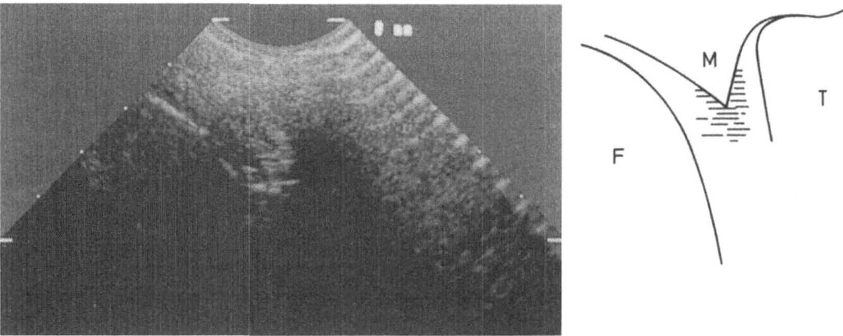

Abb. 46. Sonographisches Bild von mehreren kleinen freien Gelenkkörpern im Bereich des Meniskusvorderhorns. Die dynamische Untersuchung zeigt, daß die dargestellten Reflexmuster nicht dem Meniskus zuzuordnen sind, sondern freien Gelenkkörpern entstammen, die bei Bewegung des Kniegelenks ihre Lokalisation ändern

4 Artefakte

Bei kaum einer Untersuchungsmethode wird der Untersucher durch Artefakte so schnell zu Fehldiagnosen verleitet wie bei der Sonographie. Daher besteht auch bei der Meniskussonographie die Gefahr, durch unzureichende technische Voraussetzungen und Artefakte zu Fehldiagnosen zu kommen und somit dieses Verfahren in Verruf zu bringen. Die beste Voraussetzung, untersuchungsbedingte Artefakte zu vermeiden, ist selbstverständlich die Übung dieses Untersuchungsverfahrens. Wünschenswert ist, daß dem Ultraschalluntersucher möglichst rasch etwaige operative Befunde zugänglich gemacht werden, damit er die Ergebnisse der Meniskussonographie daran überprüfen und ggf. Fehler erkennen kann. Nur helle Reflexionsmuster stellen das Äquivalent von Meniskusläsionen dar.

Zur Vermeidung von Artefakten ist insbesondere darauf zu achten, daß der Schallkopf senkrecht zur Haut über dem Gelenkspalt aufsitzt. Jedes schräge Eintreffen der Schallenergie kann Reflexionensebenen erzeugen, die als Meniskusriß fehlerinterpretiert werden können (Abb. 47).

Das Bild des Meniskus sollte sich immer senkrecht unter der Bildschirmmitte und somit gleichzeitig senkrecht unter dem Schallkopf befinden. Damit ist gewährleistet, daß das Gelenk entsprechend dem Strahlengang des Sektorschallkopfs optimal „aufgeklappt“ wird und die Reflexionsmuster, die an den Knochenkonturen von Femur und Tibia entstehen, aus dem Darstellungsbereich

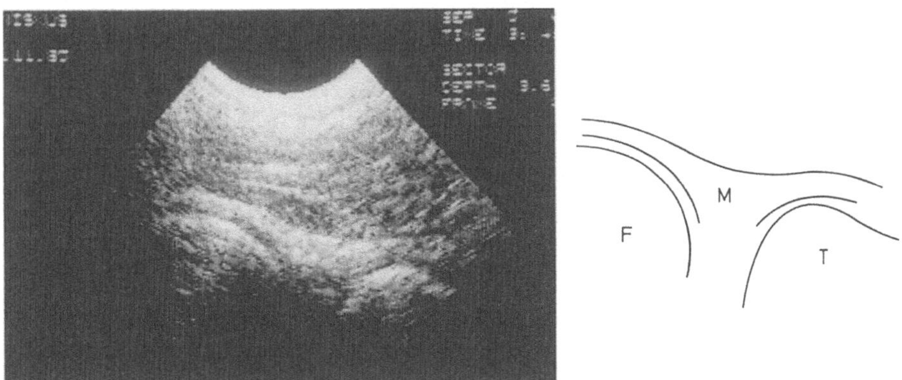

Abb. 47. Unvollständiges Bild eines Meniskus bei schräg eintreffender Schallebene. Durch leichte Kippung des Schallkopfs wird der Meniskus nur in seinem Basisbereich dargestellt. Die typischen Konturen von Femur und Tibia sind deutlich abgrenzbar. Der Meniskus ist nicht beurteilbar

des Menikus herausgehalten werden. Wiederholungsmuster dieser angrenzenden Knochenkonturen, aber auch beispielsweise von osteophytären Randzonen im arthrotischen Gelenk werden somit nicht in den Bereich des Meniskus projiziert (Abb. 48).

Besonders schwierig ist sich die Abgrenzung der Reflexionsmuster von Femur oder Tibia gegenüber Meniskusläsionen im Bereich der Pars intermedia bei engem Gelenkspalt. Hier darf der Meniskus erst beurteilt werden, wenn er als ganzes Dreieck sichtbar ist. Die angrenzenden Knochenkonturen müssen sich davon als echoreiches „weißes" Band abheben.

Das Reflexionsmuster des Kreuzbandes, das in der Regel in der Tiefe des Gelenks zur Darstellung kommt, darf nicht als Reflexmuster eines Meniskus-Korbhenkelrisses fehlinterpretiert werden. Ein zwischen die Kondylen eingeschlagenes, abgerissenes Kreuzband kann hier selten differentialdiagnostische Probleme bereiten.

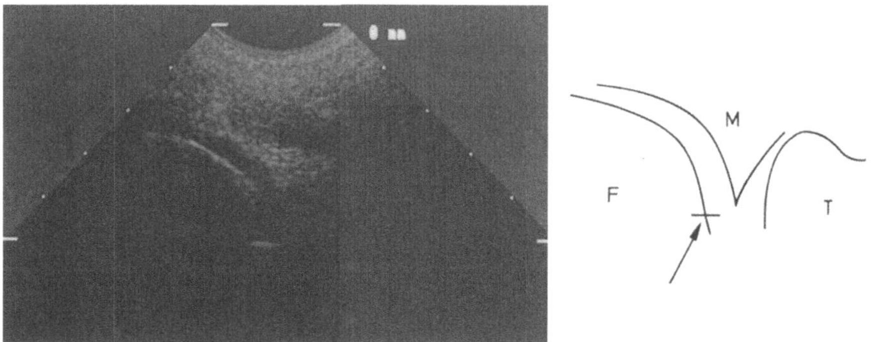

Abb. 48. Das in der Tiefe des Gelenkspalts zur Darstellung kommende Reflexmuster stammt vom Femurkondylus und darf nicht als Meniskusriß fehlinterpretiert werden. Der Meniskus ist in diesem Bild nicht bis zu seiner Spitze vollständig abgrenzbar. Die dynamische Untersuchung wies dieses Reflexmuster als dem Meniskus nicht zugehörig aus

Ein in der Tiefe des Gelenks erscheinendes Reflexmuster kann auch durch Schallphänomene hervorgerufen werden, die durch Knochenstrukturen des Femurkondylus der Gegenseite bedingt sind.

Es ist darauf zu achten, daß der Schallkopf genau über dem Kniegelenkspalt positioniert bleibt. Beim Vorschieben des Schallkopfs vom Hinterhornbereich des Meniskus zum Vorderhornbereich kann dieser mitunter versehentlich zu weit nach distal, aus dem Bereich des Gelenkspalts heraus geführt werden. Dabei entstehen helle Reflexionsmuster durch Reflexion der Schallwellen an der Tibia, die als Meniskusläsion fehlinterpretiert werden können. Auch hier gilt die Forderung, daß zur Meniskusbeurteilung immer das ganze Meniskusdreieck dargestellt werden muß, einschließlich der angrenzenden Knochenstrukturen.

Bei der sonographischen Untersuchung des Außenmeniskus kann die Verkantung des Schallkopfs oder das Fibulaköpfchen durch dessen Reflexmuster Anlaß zu Fehlinterpretationen geben.

Besonders ist Sorge zu tragen, daß das zu untersuchende Knie so gelagert wird, daß eine möglichst weitgehende Entspannung der Muskulatur und der über das Kniegelenk zielenden Sehnen und Bänder gesichert ist. Jede angespannte Sehne kann die Meniskusdarstellung unmöglich machen oder Reflexionsmuster erzeugen, die Anlaß zu Fehlinterpretationen geben können.

Im Bereich des Meniskusvorderhorns darf die Schallebene nicht zu weit nach medial in Richtung des Hoffa-Fettkörpers gerichtet werden, da dort sonst Reflexionsmuster entstehen können, die als im Bereich des Meniskus liegend erscheinen. Wichtig ist hier die Untersuchung des Meniskus in verschiedenen Beugestellungen des Kniegelenks, da sich Läsionen als befundkonstant, d. h. stets an der gleichen Stelle erweisen, Artefakte dagegen als inkonstant.

Ein sicherer Ausschluß von Artefakten gelingt in derRegel durch mehrmaliges erneutes Darstellen der betreffenden Meniskusläsionen: Wenn der Schallkopf wiederholt abgesetzt wird und beim erneuten Aufsuchen der fraglichen Stelle wieder dasselbe Reflexionsmuster zeigt, ist in aller Regel eine Läsion anzunehmen.

Fibrinflocken und freie Gelenkkörper im Kniegelenk sind mitunter schwer von Meniskusläsionen abgrenzbar, sie zeigen allerdings bei verschiedenen Beugegraden unterschiedliche Reflexmuster. Zum Teil sind sie als „tanzende“ Reflexmuster zu erkennen und zeigen sich bei exakter Meniskusdarstellung bis zu dessen Spitze als außerhalb des Meniskusdreiecks liegende Gebilde.

5 Atlas

Alle hier aufgeführten Bilder stellen Momentaufnahmen dar, die im Laufe einer dynamischen Untersuchung entstanden sind. Ohne Bestätigung durch einen sorgfältigen dynamischen Untersuchungsablauf dürfen einzelne Aufnahmen zur Beurteilung des Meniskus nicht herangezogen werden. Die hier gezeigten Beispiele sind jedoch eine repräsentative Wiedergabe längerer dynamischer Untersuchungen. Es sei darauf hingewiesen, daß die hier gezeigten Aufnahmen der Routinediagnostik entstammen und nicht besonders herausgearbeitet wurden.

5.1 Normalbefunde (Abb. 49–53)

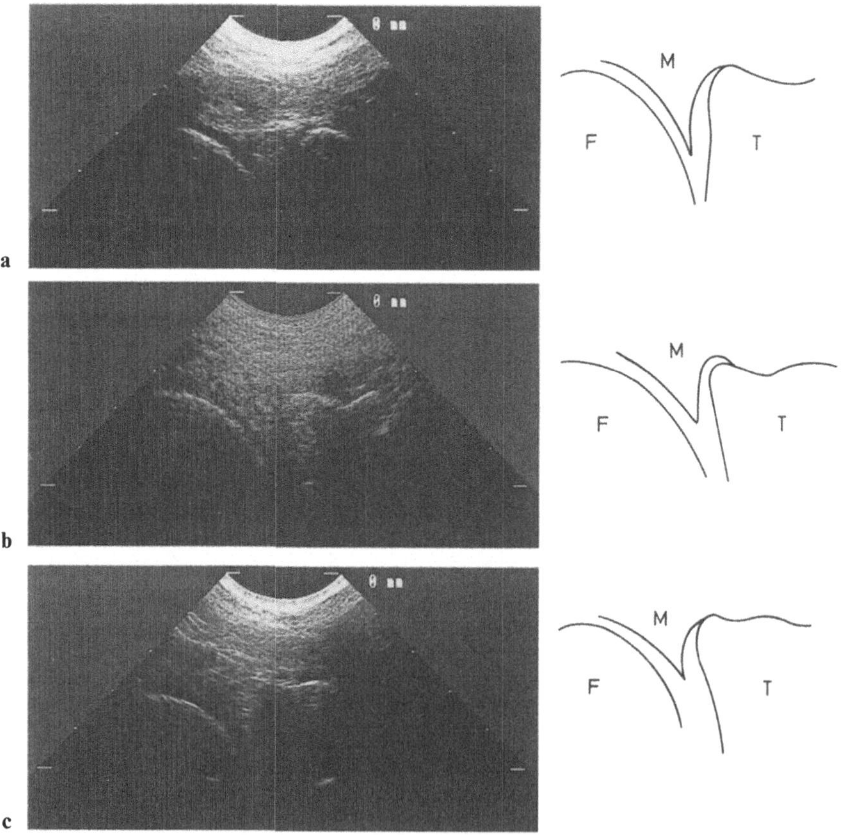

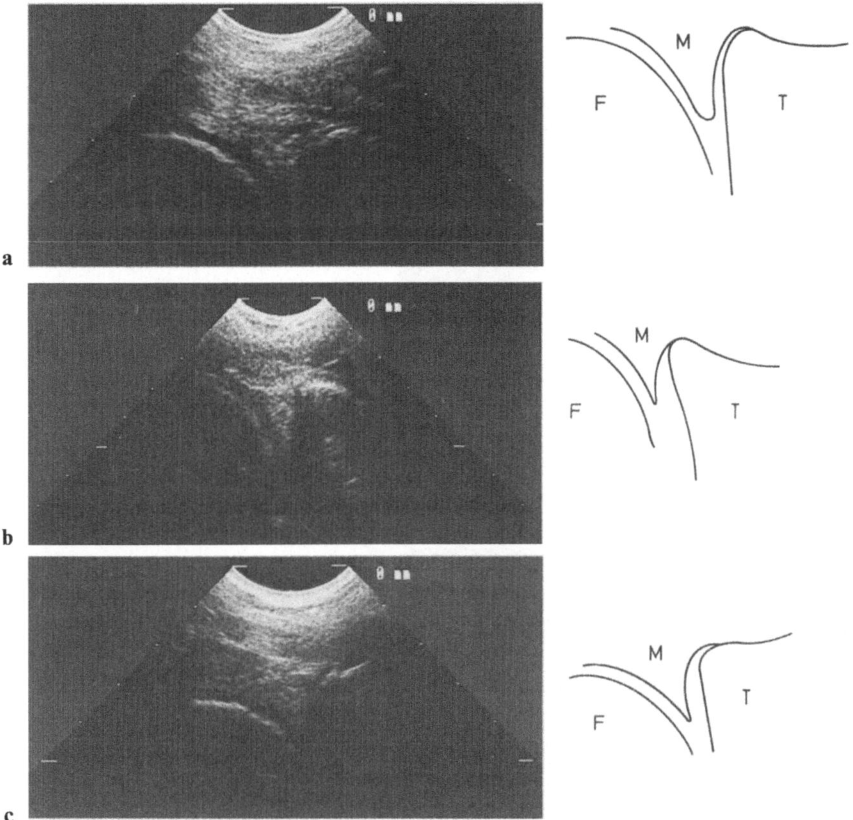

Abb. 50 a–c. Hinterhorn **(a)**, Pars intermedia **(b)** und Vorderhorn **(c)** eines gesunden Außenmeniskus. Das homogene Meniskusdreieck legt sich zwischen Femur und Tibia

---

◀

Abb. 49 a–c. Hinterhorn **(a)**, Pars intermedia **(b)** und Vorderhorn **(c)** eines gesunden Innenmeniskus. Im homogenfarbenen Meniskusdreieck sind keine hyperdensen Reflexmuster darzustellen

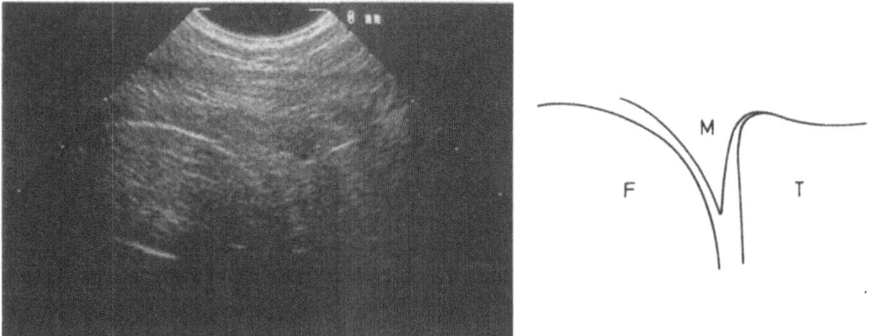

Abb. 51. Vorderhorn eines gesunden Meniskus. Das schlank ausgezogene Meniskusdreieck ist bis zur Spitze dargestellt. Das helle Reflexmuster von Femur und Tibia ist gut erkennbar

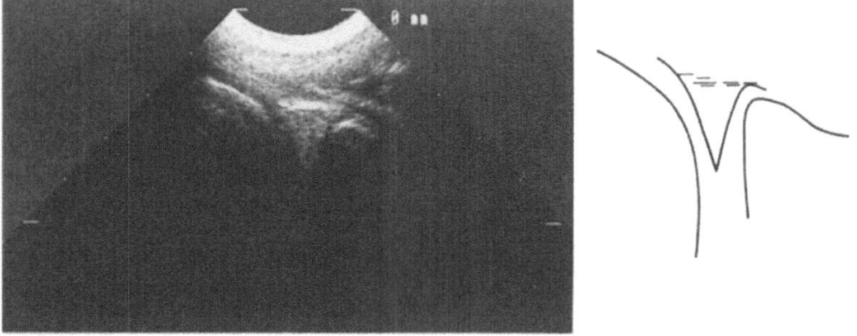

Abb. 52. Meniskusvorderhorn, Normalbefund. Die typischen Knochenechos von Femur und Tibia setzen sich deutlich vom Dreieck des Meniskus ab

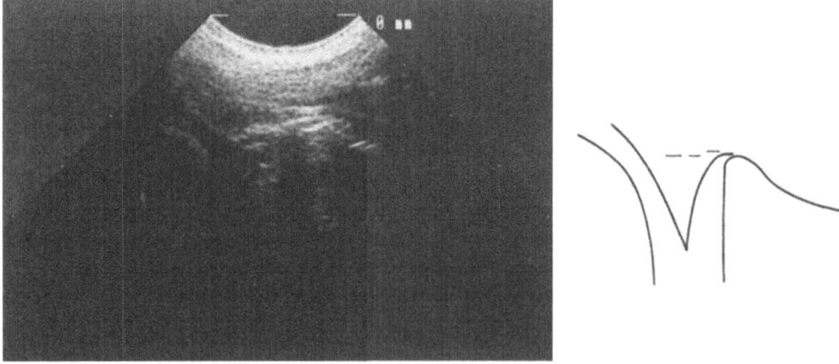

Abb. 53. Hinterhorn eines Meniskus. **Hypodense Bezirke im Meniskus dürfen nicht zur Meniskusdiagnostik herangezogen werden**

5.2 Meniskusdegenerationen (Abb. 54–63)

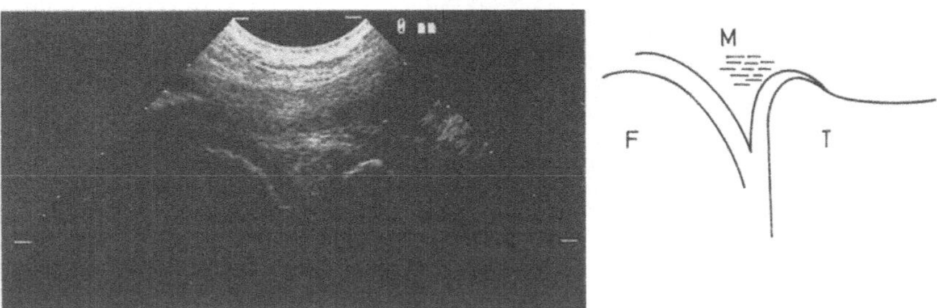

Abb. 54. Kleine diskrete Degeneration in der Basis der Pars intermedia eines Innenmeniskus. Die punktförmige Degeneration zeigt sich als hyperdenser kleiner Bezirk an der Meniskusbasis der Kapselwand anliegend

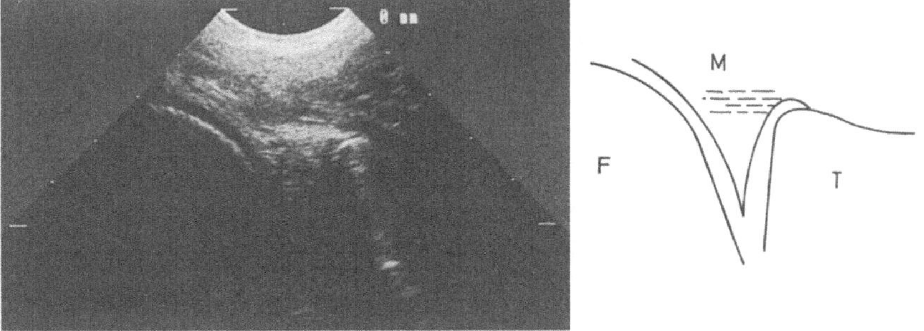

Abb. 55. Kleine strangförmige Degeneration in der Basis eines Innenmeniskushinterhorns

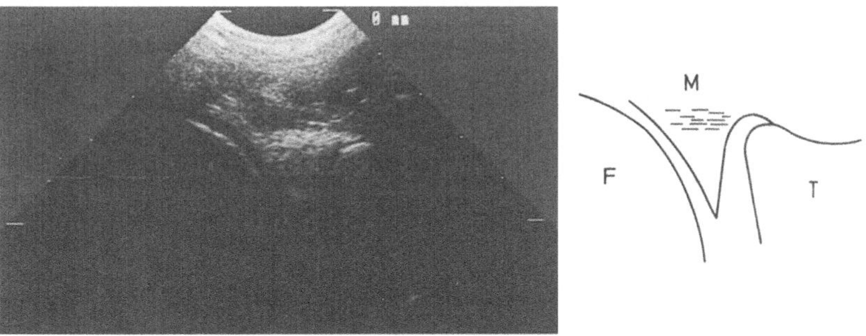

Abb. 56. Die gesamte Basis eines Innenmeniskushinterhorns weist degenerative Veränderungen auf, die im Sonogramm als wolkige Bezirke zu sehen sind

a

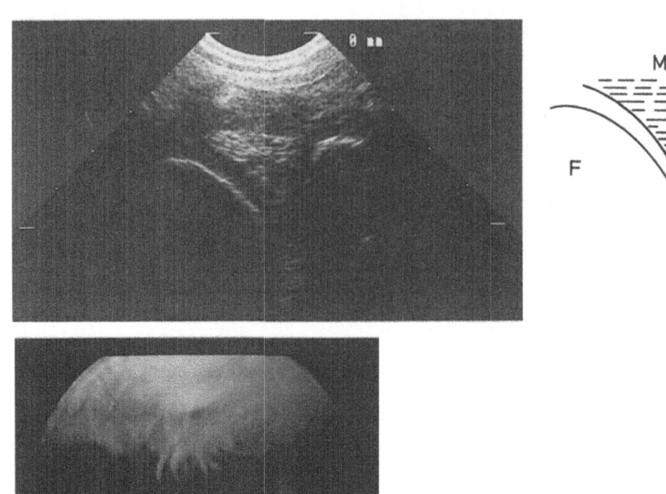

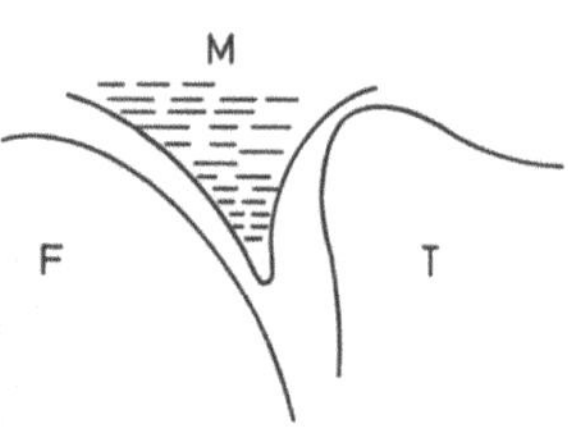

b

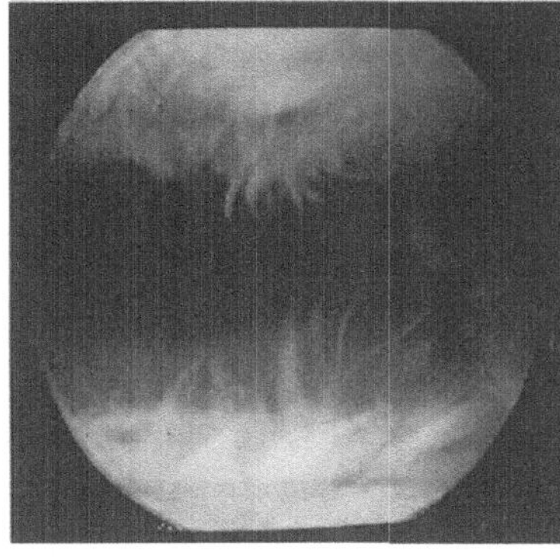

Abb. 57 a, b. Mäßige Degeneration in der Basis eines Außenmeniskushinterhorns. **a** Deutlich sind die punktförmigen Degenerationsherde als hyperdense Reflexzonen auszumachen. **b** Arthroskopiebild

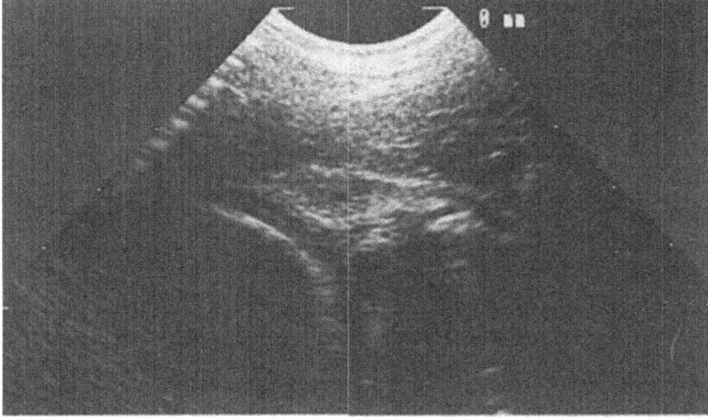

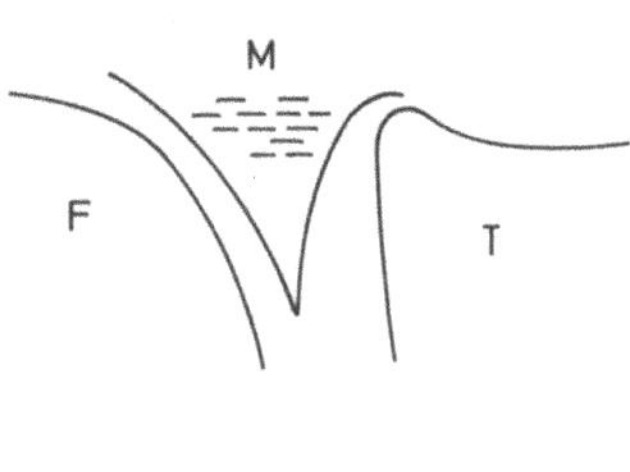

Abb. 58. Unregelmäßig konfiguriert stellen sich degenerative Veränderungen in der Basis bis zum mittleren Anteil eines Innenmeniskushinterhorns dar. Davon gut abzugrenzen ist der Kapselbandapparat, der über den Meniskus hinweg zieht. Die typischen Knochenkonturen von Femur und Tibia sind sichtbar

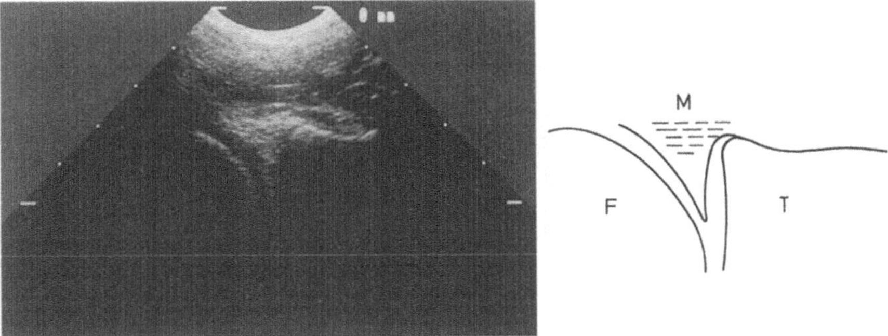

Abb. 59. Vorderhorn des Meniskus mit in der Basis erkennbaren degenerativen Veränderungen. Der über den Meniskus hinweg ziehende Kapselbandapparat ist abgrenzbar, die typischen Konturen von Femur und Tibia kommen zur Darstellung

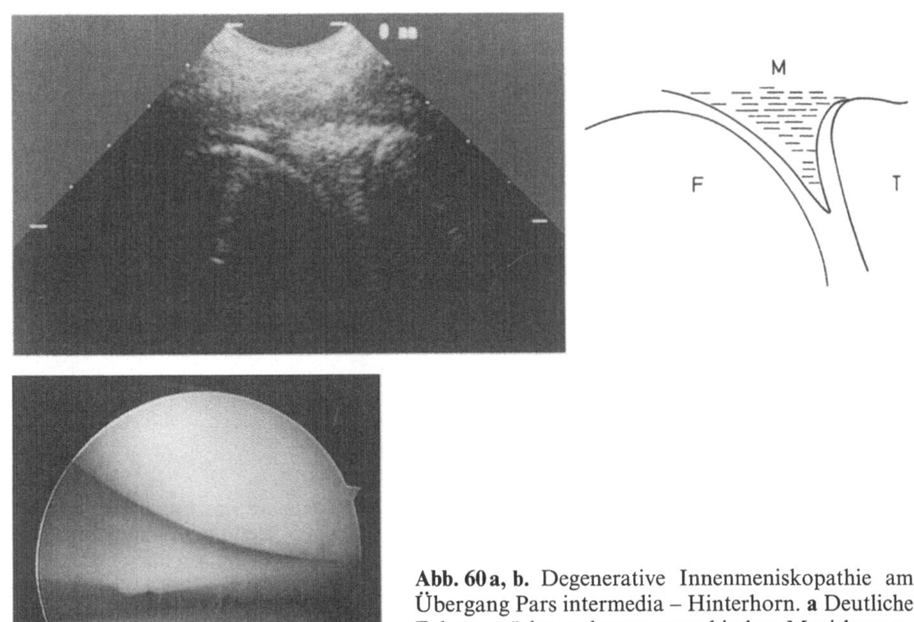

a

b

Abb. 60 a, b. Degenerative Innenmeniskopathie am Übergang Pars intermedia – Hinterhorn. **a** Deutliche Echoverstärkung des sonographischen Meniskusmusters. **b** Im Gegensatz zu den deutlichen Veränderungen im Sonogrammen nur diskretere Randunregelmäßigkeiten im arthroskopischen Bild

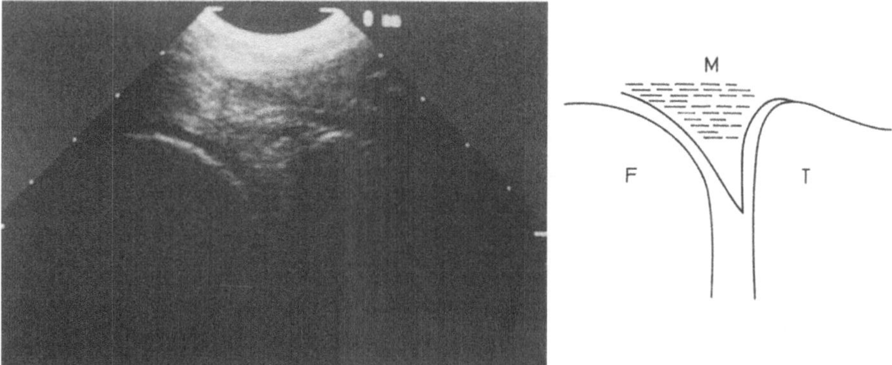

Abb. 61. Diskrete Degenerationen im Meniskusvorderhorn. Die kleinen hyperdensen punktförmigen Bezirke entsprechen diesen degenerativen Veränderungen. Der Meniskus ist gut bis zu seiner Spitze abgrenzbar

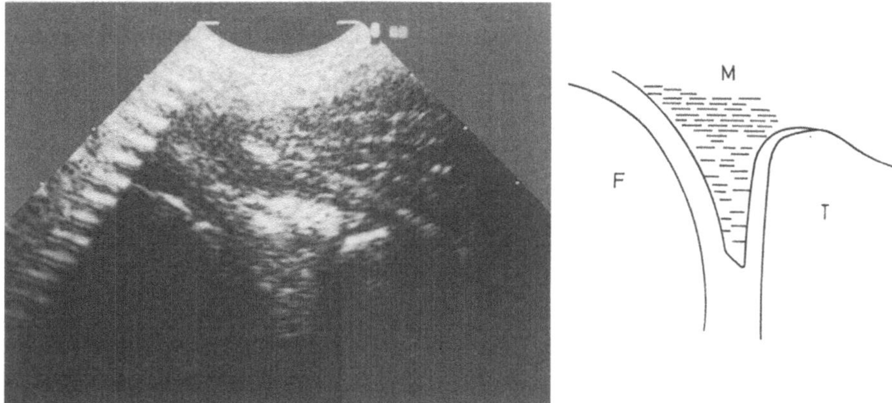

Abb. 62. Schwere Degeneration im Hinterhorn eines Außenmeniskus. Insbesondere die Meniskusbasis zeigt große wolkige hyperdense Bezirke. Der gesamte Meniskus ist durchsetzt von punktförmigen degenerativen Veränderungen. Die Degenerationsherde zeigen eine Intensität, die dem Knochenecho von Femur und Tibia entsprechen

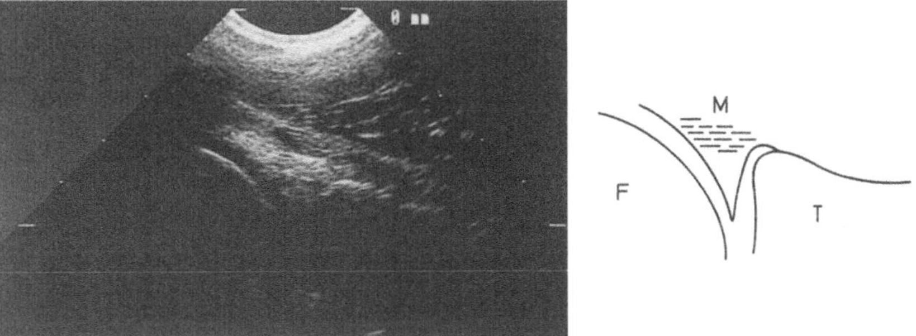

Abb. 63. Starke Degeneration der Meniskusbasis im Bereich der Pars intermedia. Eine deutliche Reflexverstärkung der Degeneration ist von dem Bild des übrigen, normalen Meniskusgewebes zu unterscheiden

5.3 Meniskusrisse (Abb. 64–75)

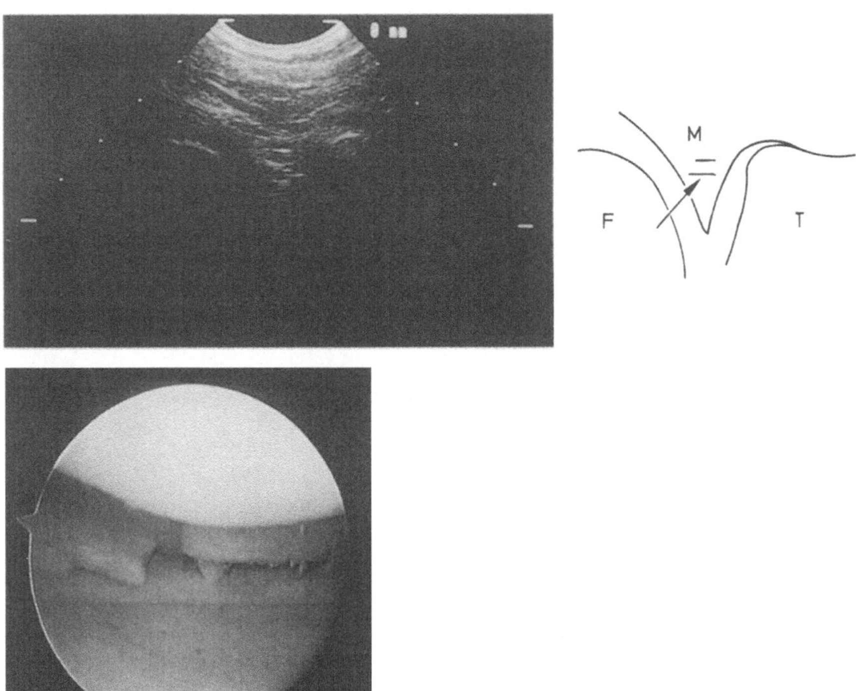

Abb. 64a, b. Degenerativer Innenmeniskusschaden am Übergang Hinterhorn/Pars intermedia eines 58jährigen Patienten. Multiple Rißbildungen, im Sonogramm **(a)** erkennbar an verschiedenen echoreichen Reflexmustern von der Basis bis zum Spitzenbereich. In der Arthroskopie **(b)** zeigt sich ein abgelöster Meniskusanteil in der Pars intermedia bei unregelmäßiger äußerer Meniskusstruktur

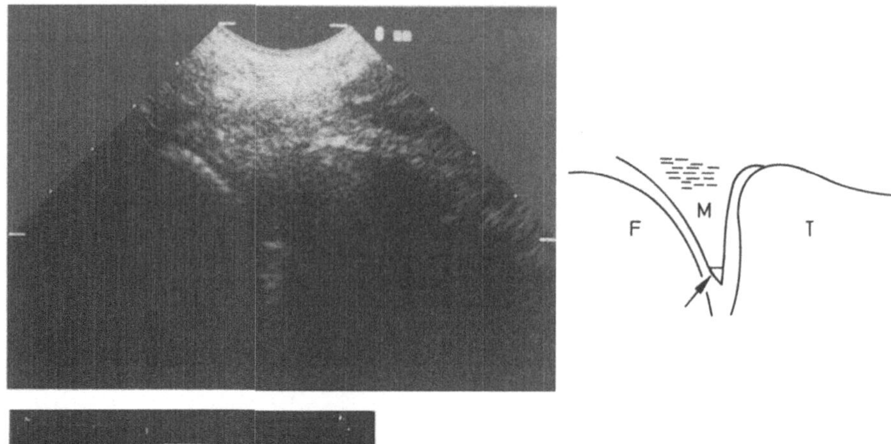

a

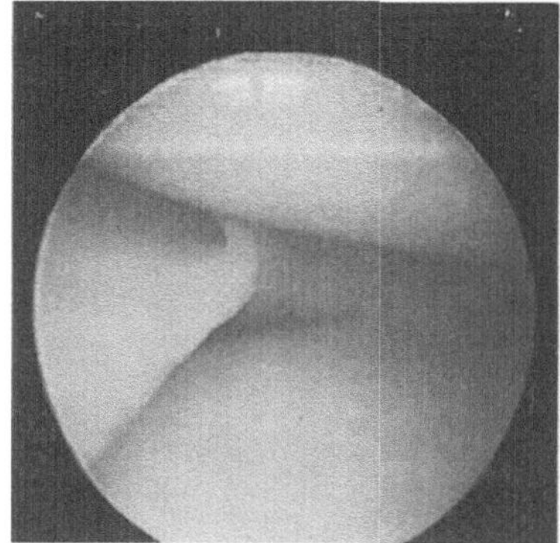

b

Abb. 65a, b. Spitzeneinriß im Hinterhorn-/Pars-intermedia-Bereich des Innenmeniskus. Sonographisch **(a)** zeigt sich an der Spitze des Dreiecks eine echoreiche, punktförmige Kontur. Arthroskopisch **(b)** Nachweis eines lappenförmigen Spitzeneinrisses

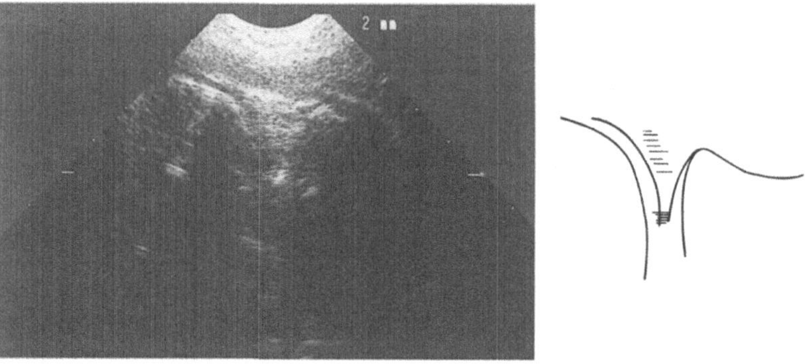

Abb. 66. Horizontal-Längsriß der Pars intermedia des linken Kniegelenks. Sonographisch zeigt sich am Meniskus eine deutliche Echoverstärkung mit Darstellung einer echoreichen Kontur entsprechend dem arthroskopisch nachgewiesenen Horizontalriß

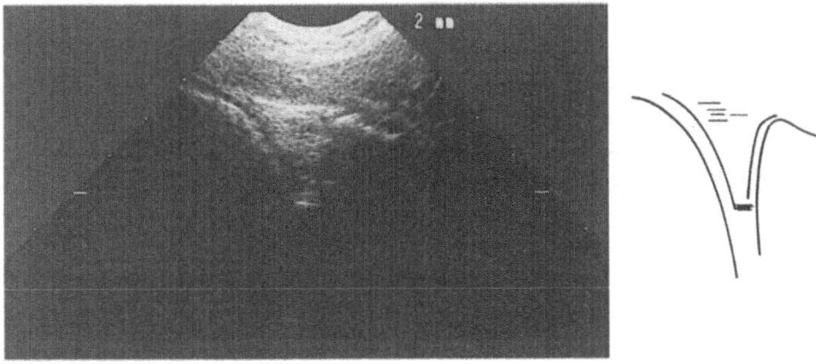

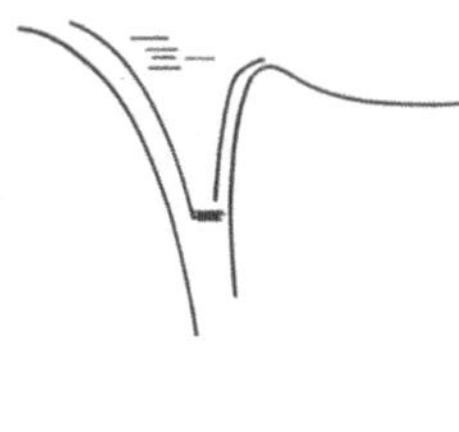

Abb. 67. Dgenerative Innenmeniskopathie. Sonographisch zeigt sich eine deutliche Echoverstärkung im Basisbereich des Hinterhorns im Sinne einer Degeneration. An der Meniskusspitze deutliches Reflexmuster entsprechend einem arthroskopisch nachgewiesenen Riß im Meniskusspitzenbereich

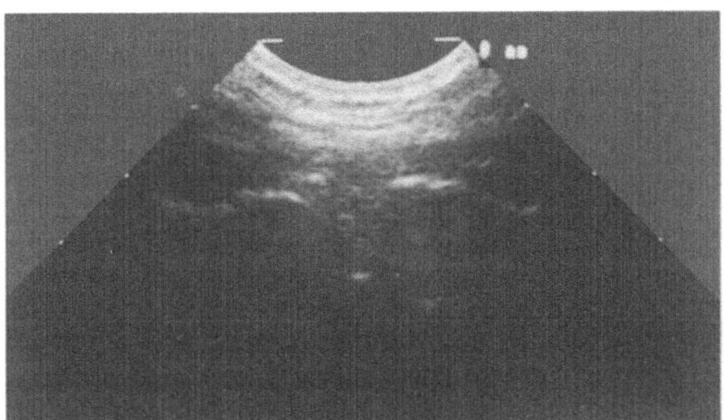

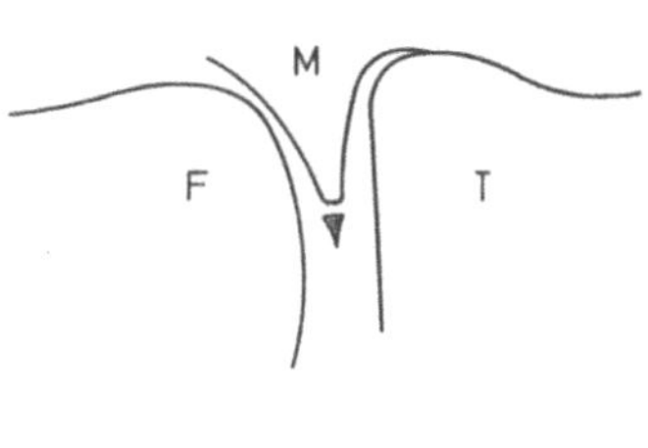

a

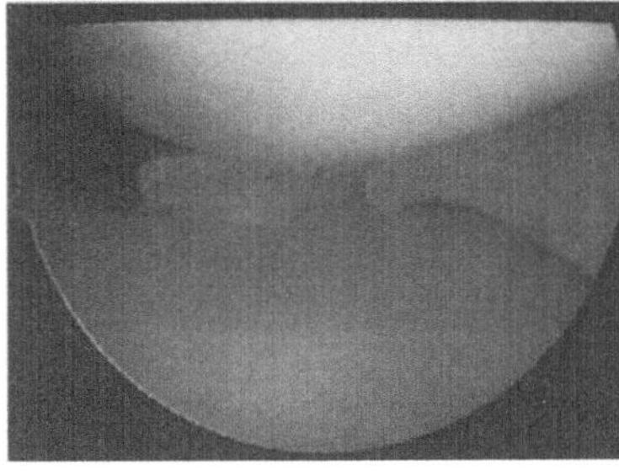

b

Abb. 68 a, b. Meniskuseinriß im Hinterhorn bei einem 24jährigen Patienten. Im Sonogramm **(a)** zeigt sich ein deutliches punktförmiges Echomuster im Spitzenbereich des Hinterhorns. **b** Arthroskopiebild

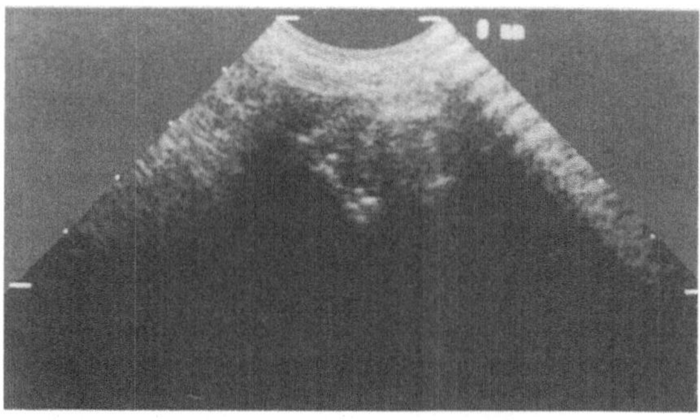

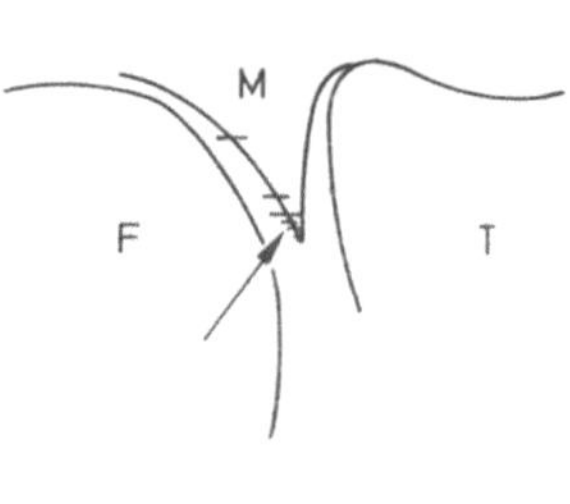

a

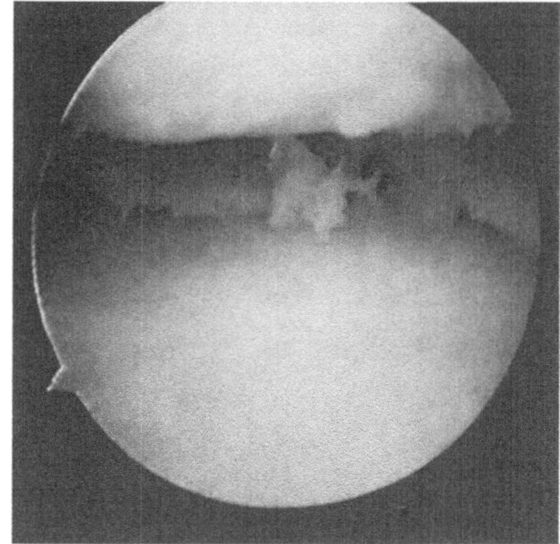

b

Abb. 69a, b. Frischer Innenmeniskusriß an der Pars intermedia im Spitzenbereich bei insgesamt degenerativer Meniskopathie. Im Sonogramm **(a)** zeigt sich an der Spitze des Meniskus entsprechend dem arthroskopischen Bild **(b)** ein deutlich echogenes Reflexmuster mit weiteren, basiswärts gelegenen, älteren Einrissen femurseitig

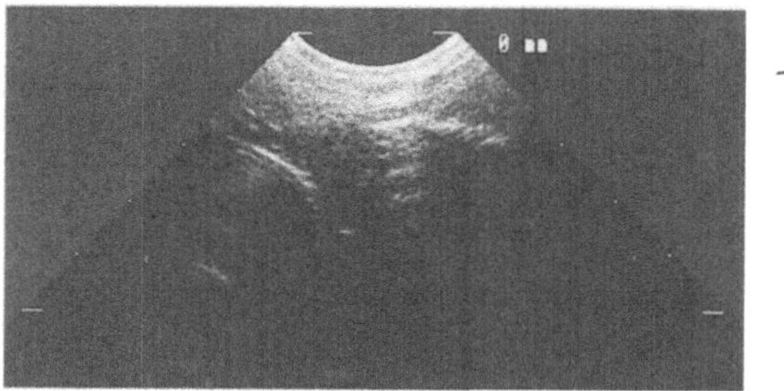

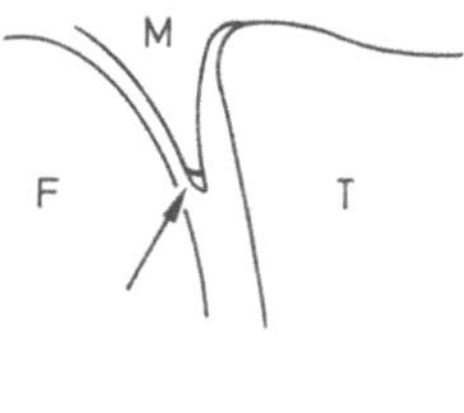

Abb. 70. Ein in der Pars intermedia eines Innenmeniskus gelegener kleiner Riß in der Meniskusspitze. Durch sorgfältiges Abtasten des Meniskus mit dem Ultraschallkopf lassen sich auch solch kleine diskrete Einrisse sonographisch erfassen

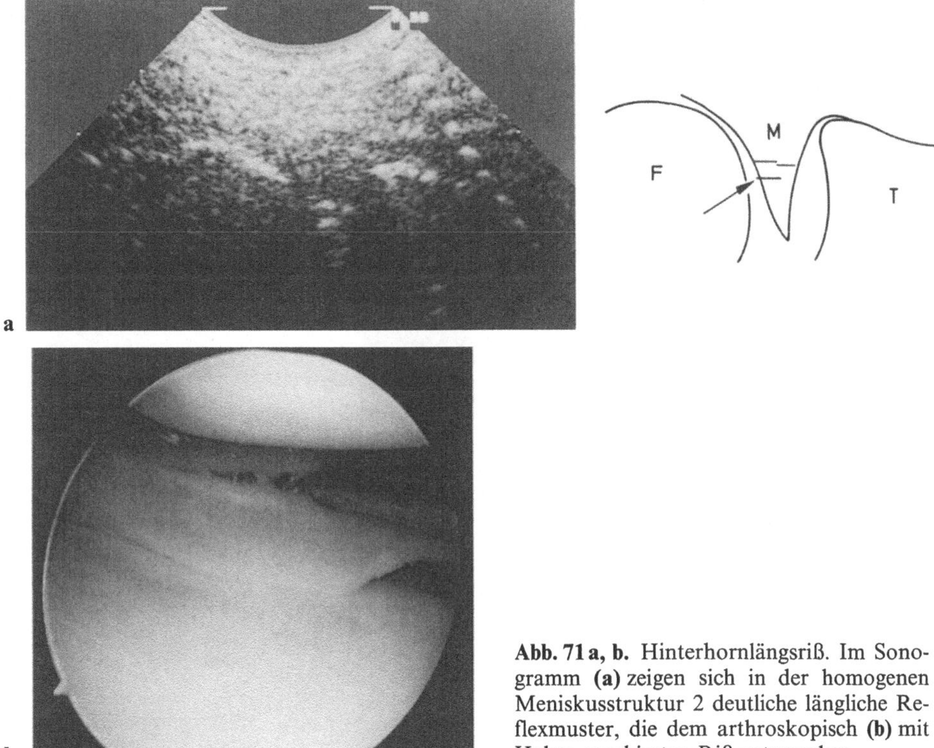

Abb. 71 a, b. Hinterhornlängsriß. Im Sonogramm **(a)** zeigen sich in der homogenen Meniskusstruktur 2 deutliche längliche Reflexmuster, die dem arthroskopisch **(b)** mit Haken markierten Riß entsprechen

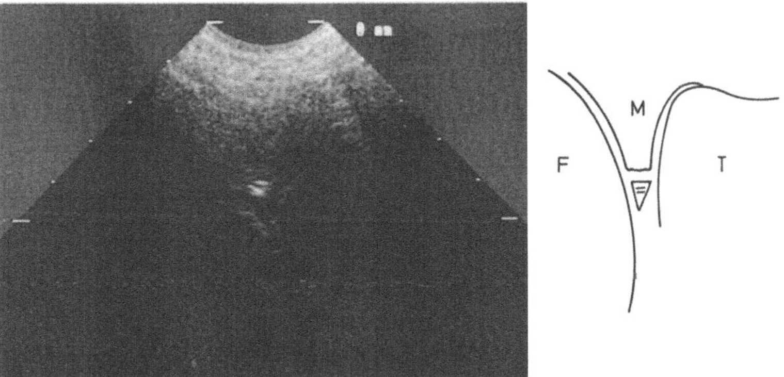

Abb. 72. Spitzenabriß im Vorderhornbereich eines Innenmeniskus. Das in der Tiefe gelegene grelle Reflexionsmuster stammt von dem frischen Riß

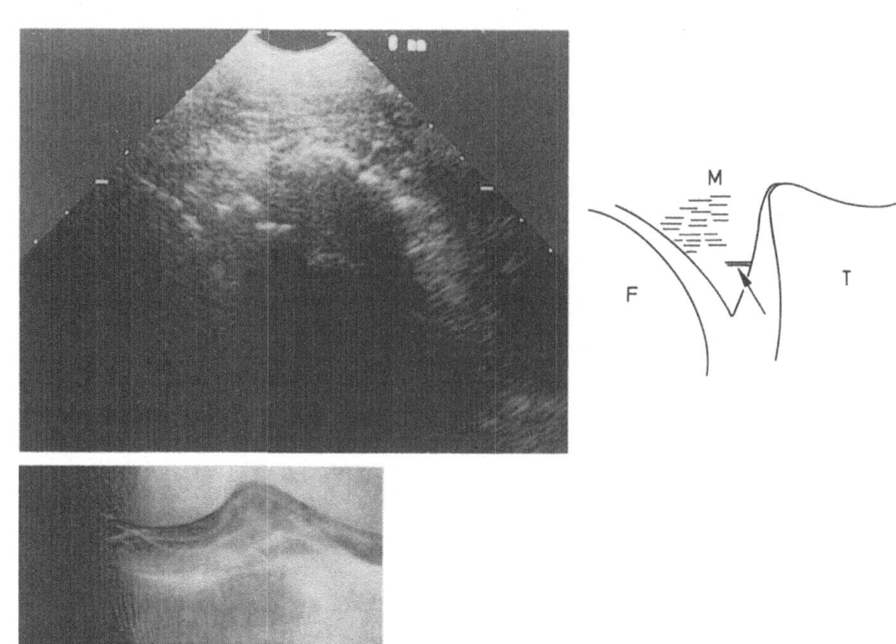

Abb. 73a, b. Degenerativer Innenmeniskusschaden in der Pars intermedia. Im Sonogramm **(a)** zeigt sich neben wolkigen, echoreichen degenerativen Herden an der Basis eine strichförmige, echoreiche Kontur tibialseitig, die dem auch arthrographisch **(b)** sichtbaren vertikalen Riß der Pars intermedia entsprechen

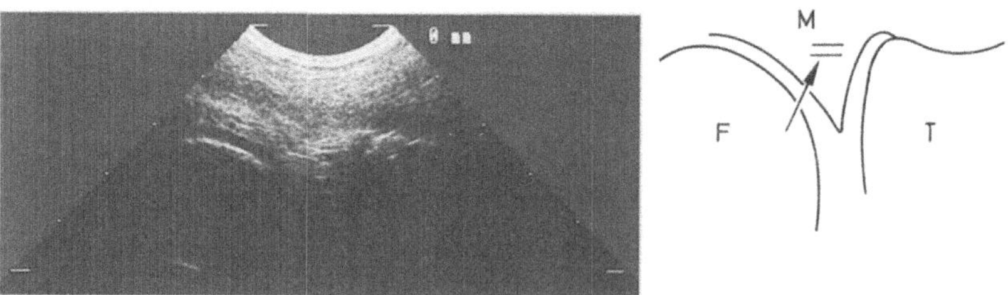

Abb. 74. Horizontalriß im Hinterhornbereich. Das helle Reflexmuster an der Meniskusbasis ist das sonographische Korrelat dieser Meniskusläsion

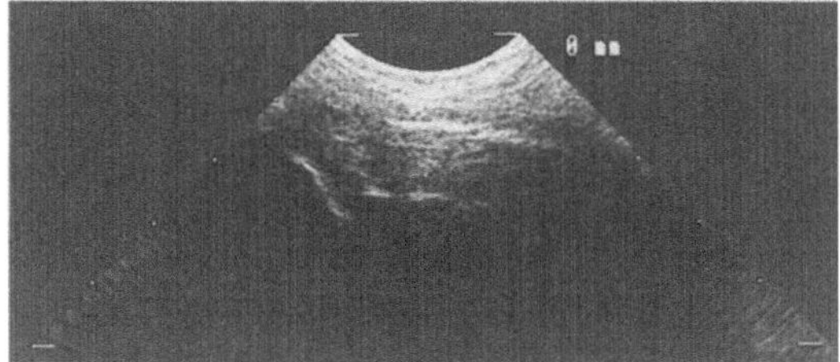

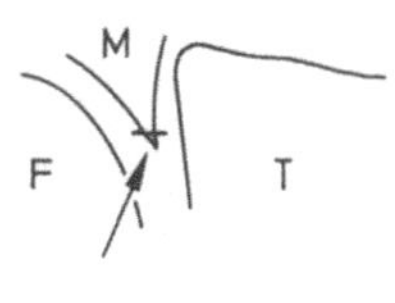

Abb. 75. Kleiner spitzennaher Riß im Vorderhornbereich eines Innenmeniskus. Das helle Reflexmuster des Risses ist deutlich im Meniskusbereich zu sehen und gut von Femur und Tibia abzugrenzen

5.4 Meniskusrisse und Degenerationen (Abb. 76–82)

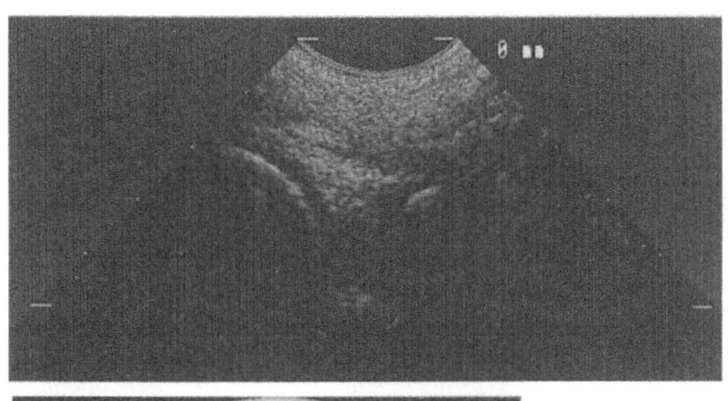

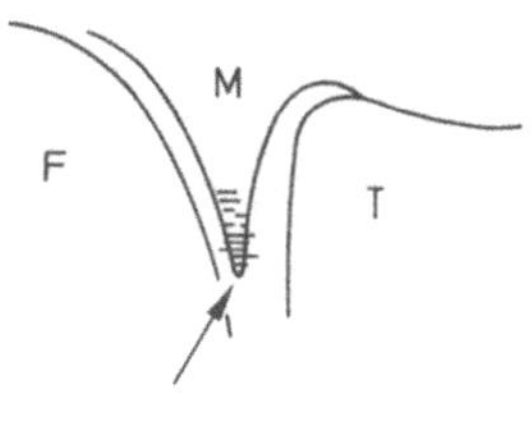

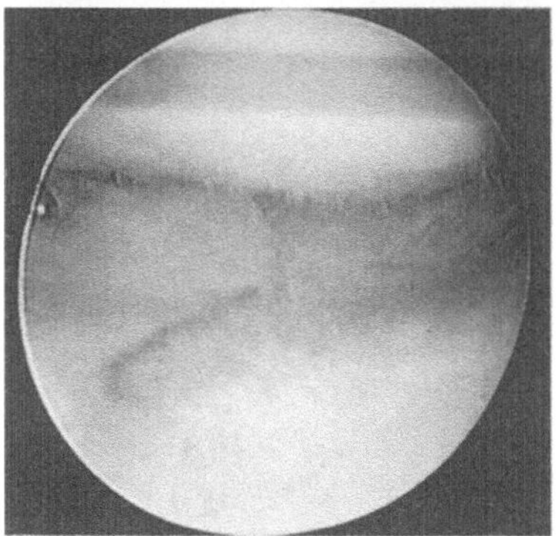

Abb. 76a, b. Alte Läsion in der Spitze des Innenmeniskushinterhorns. Das Reflexmuster dieses alten Risses erreicht nicht die Intensität eines frischen Risses und ist von Degenerationen umgeben **(a)** wie sich arthroskopisch **(b)** bestätigen ließ

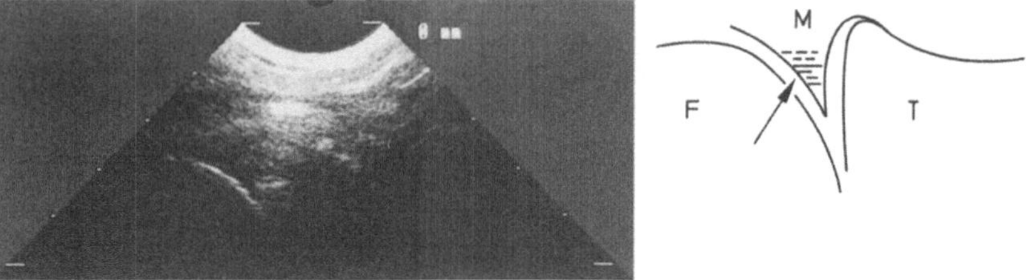

Abb. 77. Die Pars intermedia eines Innenmeniskus weist in ihrem mittleren Anteil einen alten Riß auf, der durch ein Reflexmuster charakterisiert ist, das die Intensität von degenerativen Veränderungen erreicht. Der Riß ist von degenerativen Veränderungen umgeben

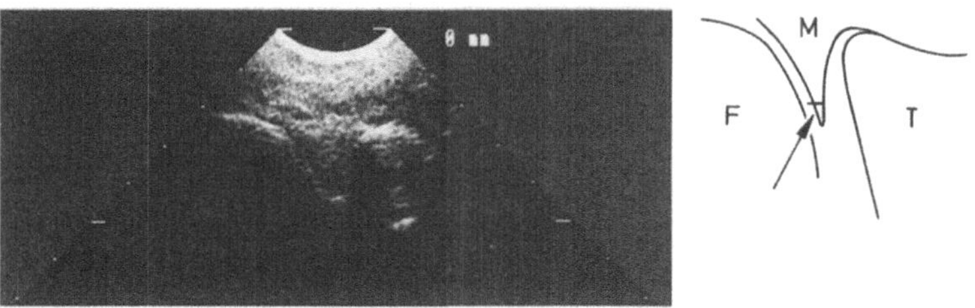

Abb. 78. In der Spitze der Pars intermedia eines Außenmeniskus zeigt sich ein kleines diskretes Reflexmuster, das von einer älteren Läsion stammt. Das Reflexmuster erreicht nicht die Intensität eines frischen Meniskusrisses

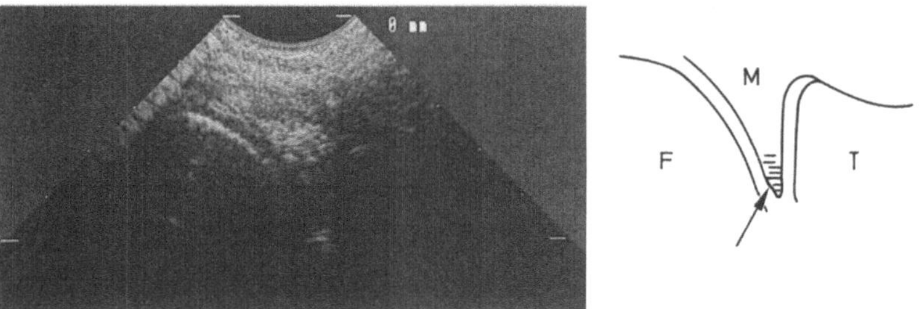

Abb. 79. Alter Riß in der Spitze eines Meniskusvorderhorns. Das Reflexmuster dieses seit längerer Zeit bestehenden Risses ist etwas unscharf und von der Intensität, die sonst degenerative Veränderungen haben

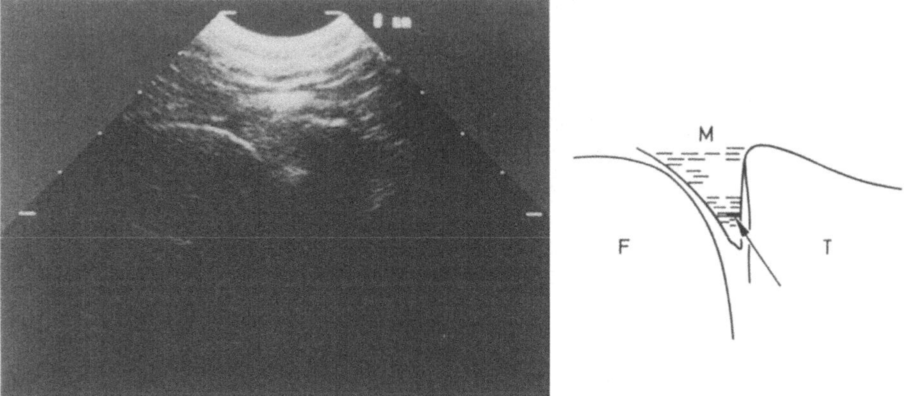

Abb. 80. Degenerativer Einriß in der Pars intermedia bei einem 36jährigen Patienten. Im Gegensatz zu einem frischen Einriß zeigt sich hier im Sonogramm eine weniger deutlich abgegrenzte echoreiche Zone in der Spitze des plumperen Meniskusdreiecks in der Pars intermedia

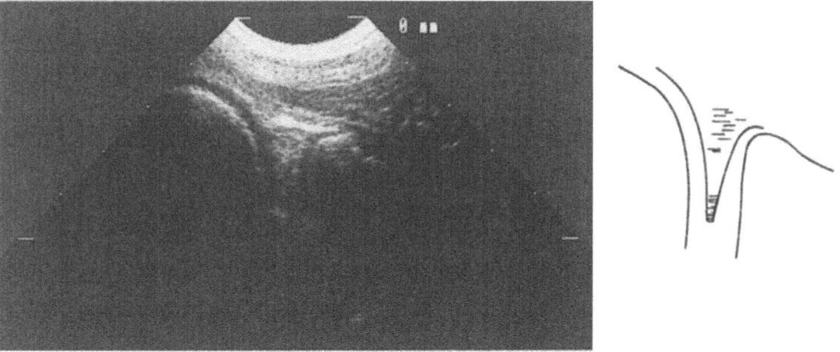

Abb. 81. Degenerative Veränderungen im Vorderhornbereich eines Innenmeniskus

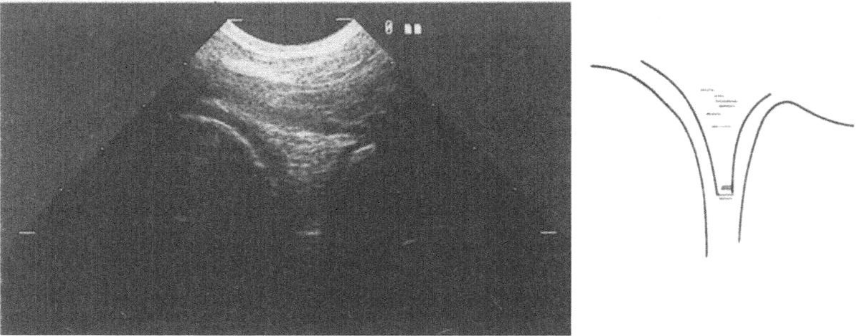

Abb. 82. Frischer Riß in einem degenerativen Herd eines Meniskushinterhorns

5.5 Korbhenkelläsionen (Abb. 83–85)

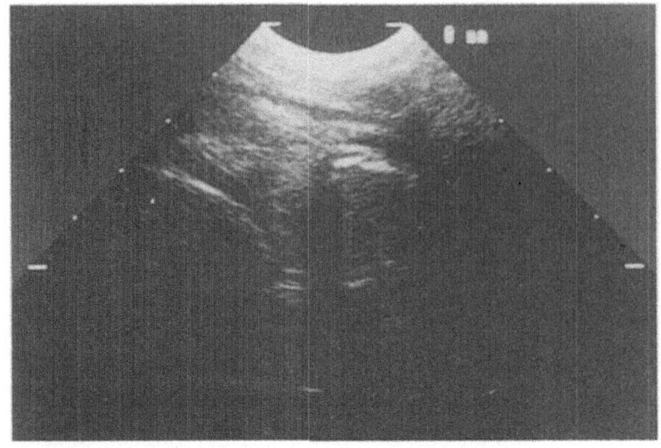

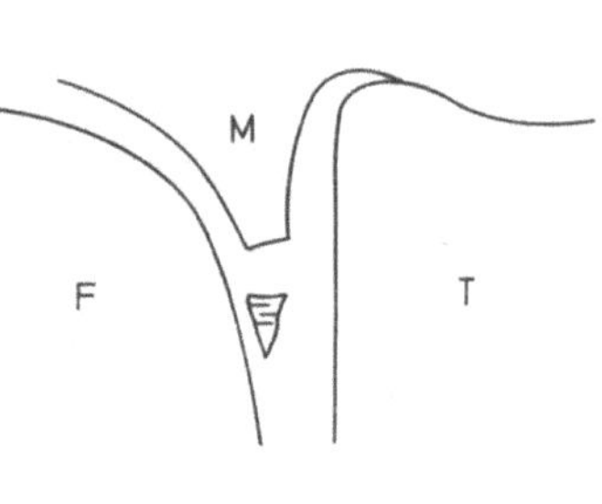

a

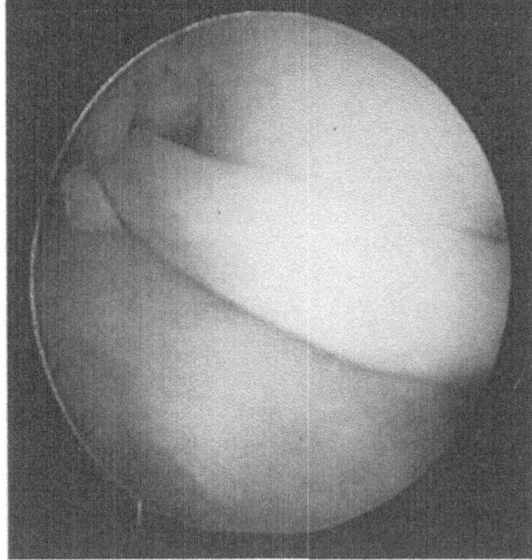

b

Abb. 83 a, b. Korbhenkelriß im Vorderhornbereich des rechten Innenmeniskus auslaufend. **a** Strichförmiges Reflexmuster in der Tiefe des Gelenkspalts, das dem Beginn des Korbhenkels im Vorderhornbereich entspricht. **b** Arthroskopisch zeigt sich der in die Fossa intercondylaris eingeschlagene Schenkel des Korbhenkels

a

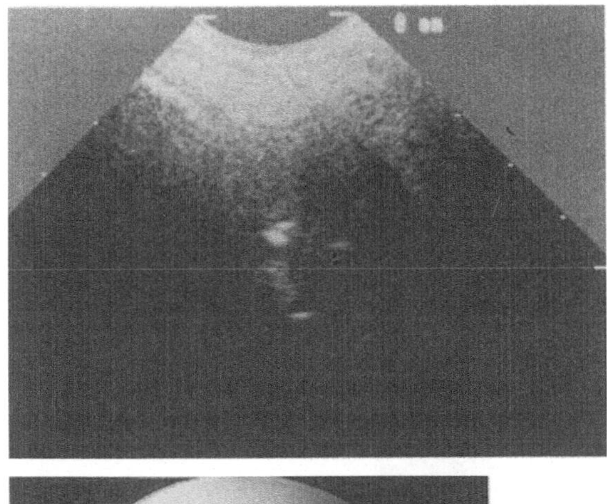

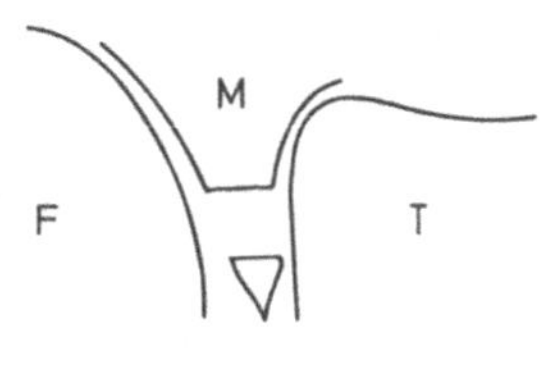

b

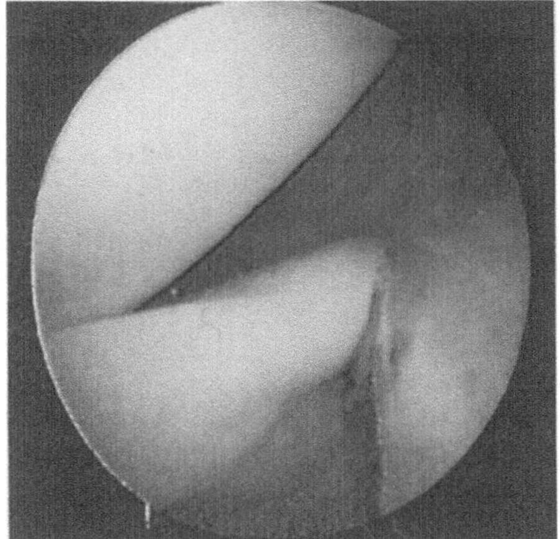

Abb. 84a, b. Korbhenkelriß am Übergang Vorderhorn/Pars intermedia. **a** Sonographisch deutlicher Nachweis einer echoreichen Struktur in der Tiefe des Gelenkspalts. Aufgrund zu hoch eingestellter Schallenergie ist die Meniskusbasis nicht deutlich von der Knochenkontur und darüber liegenden Strukturen zu differenzieren. **b** Arthroskopisch zeigt sich der nach medial luxierte Korbhenkelriß

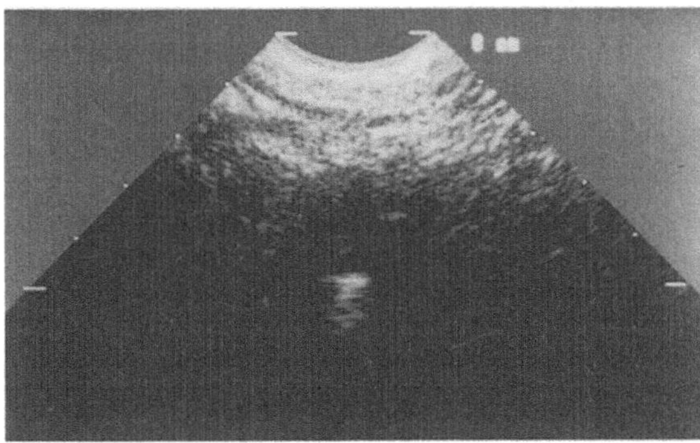

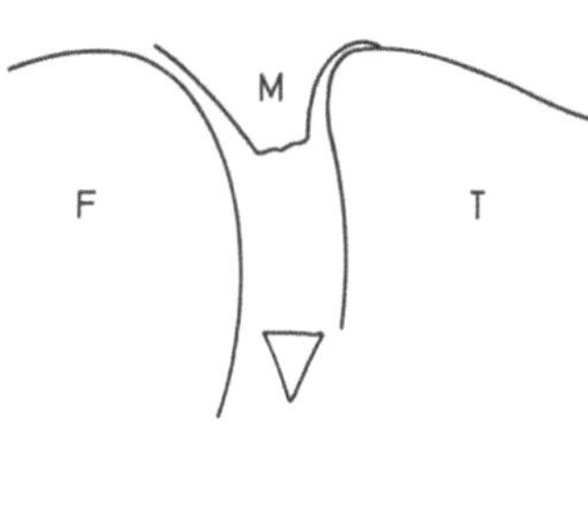

Abb. 85. Korbhenkelläsion im Bereich der Pars intermedia eines Innenmeniskus. In der Tiefe des Gelenkspalts kommt das helle Reflexmuster, das dem abgerissenen Meniskusanteil entspricht, zur Darstellung. Die Knochenkonturen von Femur und Tibia sind nicht eindeutig abzugrenzen. Auch hier ist der dynamische Untersuchungsablauf zur Diagnosestellung entscheidend

5.6 Meniskusregenerate (Abb. 86–89)

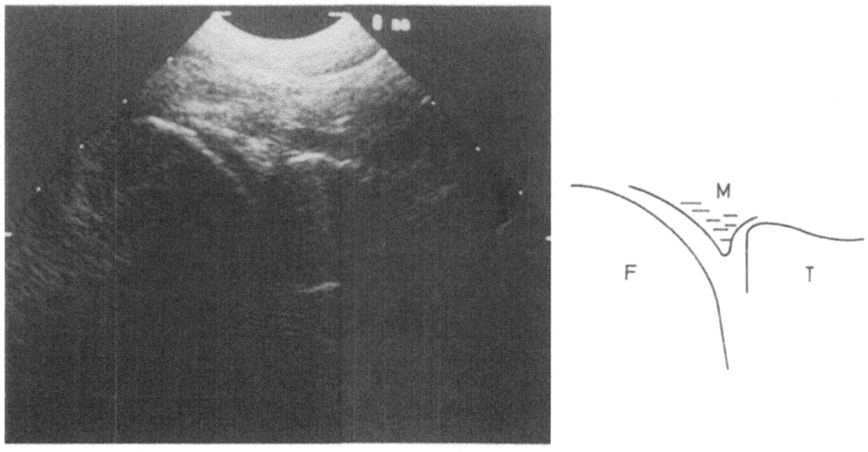

Abb. 86. Kleines plumpes Regenerat im vorderen Bereich bei Zustand nach Meniskusresektion vor 10 Jahren. Erwartungsgemäß sind deutliche Degenerationsherde zu sehen

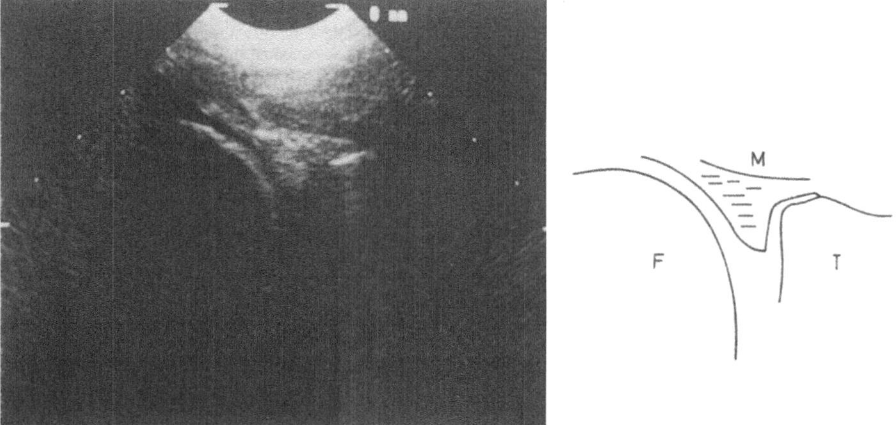

Abb. 87. Das kleine Regenerat 6 Jahre nach der Meniskusresektion im hinteren Bereich ist deutlich degeneriert und plump konfiguriert. Femur und Tibia sind gut abzugrenzen

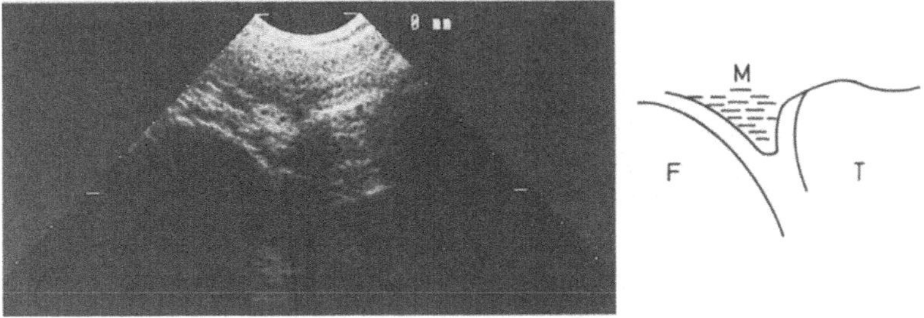

Abb. 88. Im Bereich der Pars intermedia eines Innenmeniskus zeigt sich das kleine Regenerat eines vor 8 Jahren entfernten Meniskus. Das neu gebildete Gewebe weist im Vergleich zum ursprünglichen Meniskusgewebe eine größere Echodichte auf. Die Intensität dieses neu gebildeten Gewebes entspricht dem Reflexmuster von degenerativen Veränderungen im nicht resezierten Meniskus

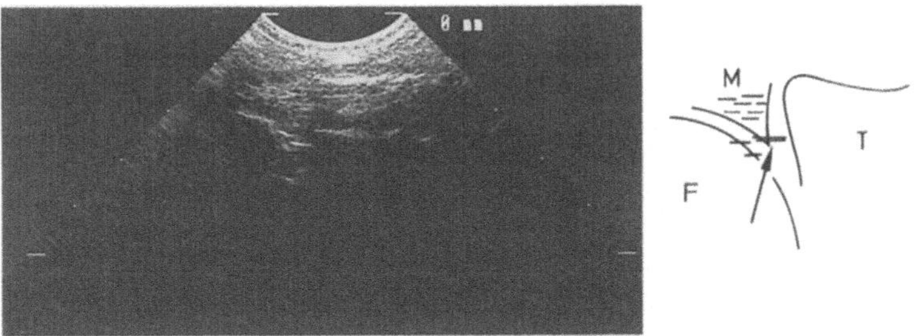

Abb. 89. Frischer Riß in der Spitze eines Meniskusregenerats bei Zustand nach Meniskektomie vor 6 Jahren. Das helle hyperdense Reflexmuster des Risses setzt sich deutlich vom übrigen Regenerationsgewebe ab

5.7 Meniskusganglion (Abb. 90)

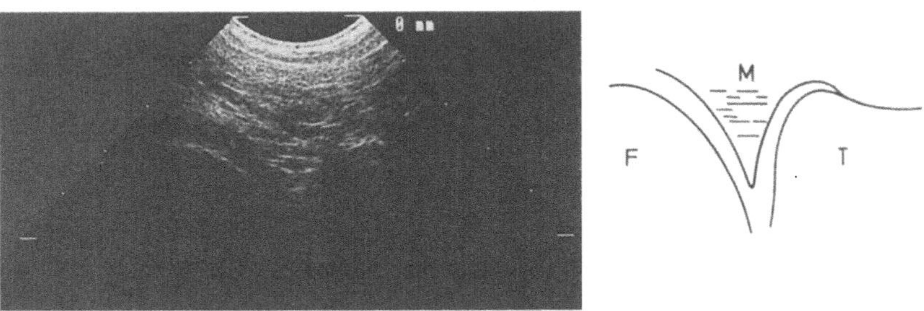

Abb. 90. Meniskusganglion im Hinterhornbereich eines Innenmeniskus, das nahe der Kapsel anliegt

5.8 Freie Gelenkkörper (Abb. 91–93)

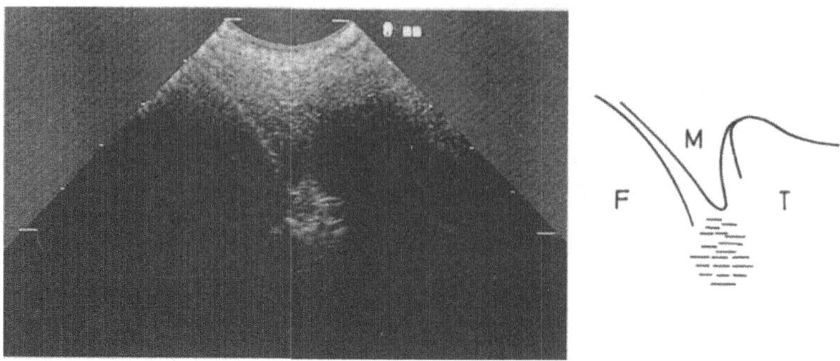

Abb. 91. Im Vorderhornbereich des Meniskus zeigt sich über der Meniskusspitze das helle scharfe, unregelmäßig abgegrenzte Reflexmuster eines großen freien Gelenkkörpers, der beim Bewegen des Knies seine Lage änderte

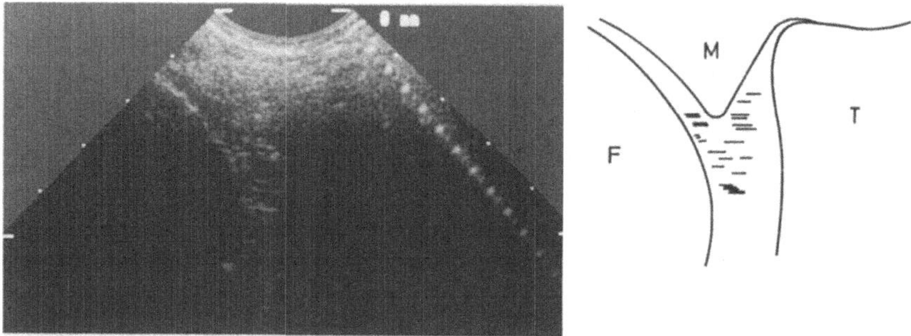

Abb. 92. Freie Gelenkkörper im Vorderhornbereich eines Innenmeniskus. Die vielen kleinen scharfen Reflexmuster entstammen mehreren kleinen freien Gelenkkörpern. Im stehenden Bild sind der Meniskus und die Knochenkonturen nicht deutlich abgrenzbar, die entscheidende Diagnose gelingt nur durch die dynamische Untersuchung. In verschiedenen Beugestellungen des Kniegelenks zeigen sich die Reflexmuster der freien Gelenkkörper an unterschiedlichen Orten. Das Echomuster dieser freien Gelenkkörper erreicht die Intensität des Reflexionsmusters, das von einem Riß stammt

a

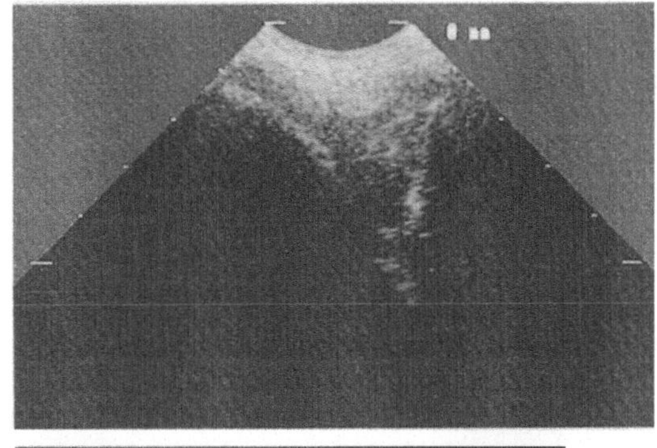

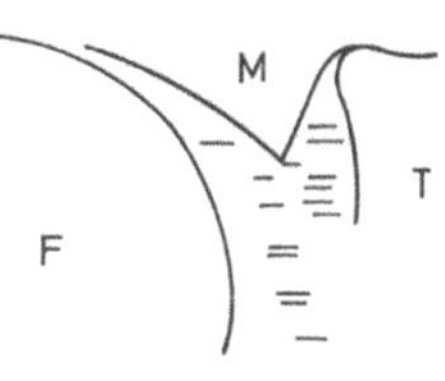

b

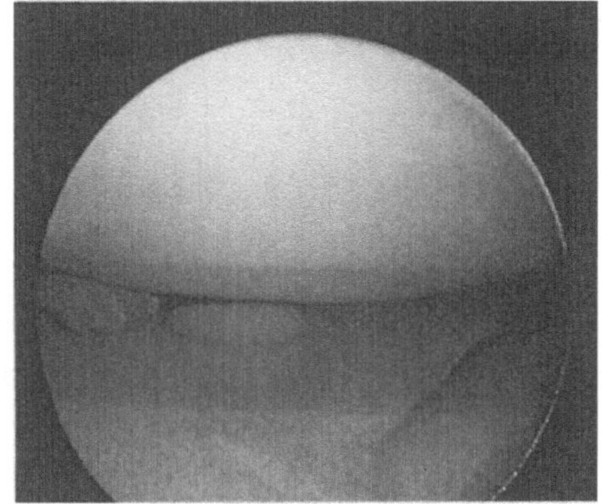

Abb. 93a, b. Freier Gelenkkörper im Bereich der Pars intermedia des Innenmeniskus. **a** Sonographisch zeigen sich deutlich unterhalb des Meniskus mehrere rundliche echoreiche Strukturen, die scharf begrenzt sind. **b** Das dazugehörige arthroskopische Bild zeigt die freien Gelenkkörper auf der Oberseite der Pars intermedia des Meniskus

5.9 Scheibenmeniskus (Abb. 94)

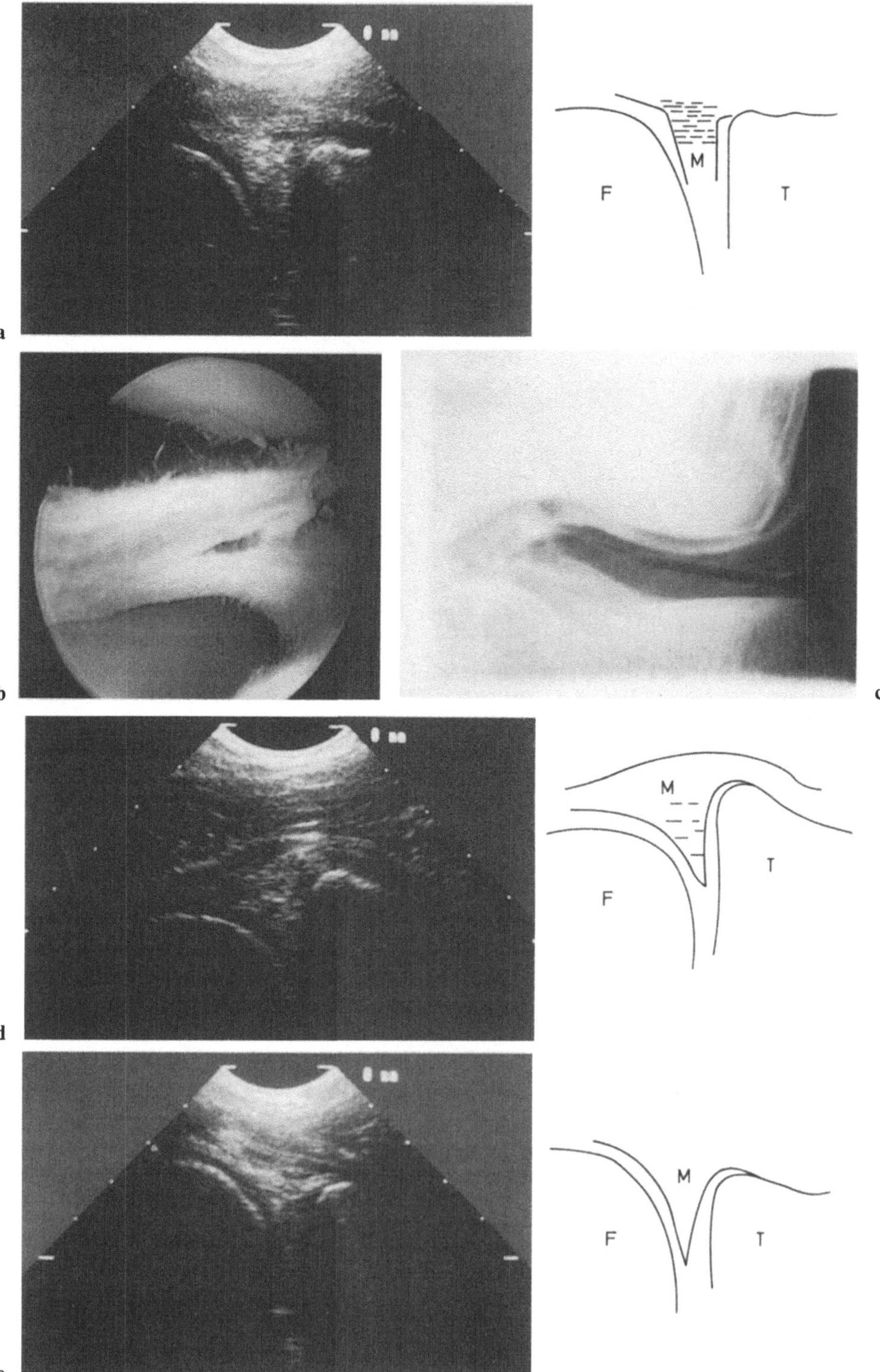

5.10 Gelenkerguß (Abb. 95)

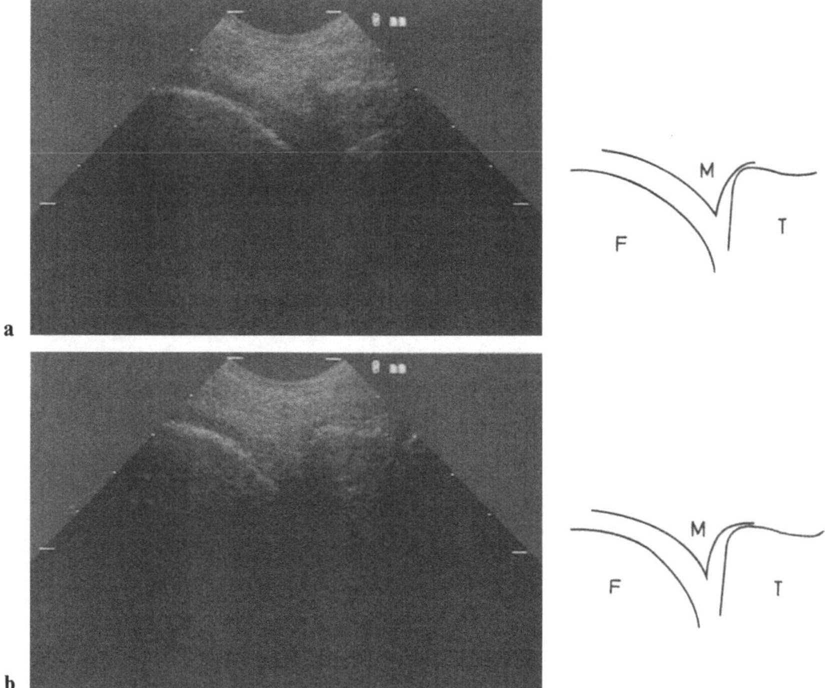

Abb. 95 a, b. Kniegelenkerguß. **a** Meniskusvorderhorn bei Kniegelenkerguß. Der Erguß zeigt sich an der größeren Distanz zwischen Meniskusdreieck und Knochenkonturen. **b** Meniskushinterhorn bei geringem Kniegelenkerguß. Die leicht verbreiterte Distanz zwischen Meniskus und Knochenanteilen zeigt den Gelenkerguß an

---

◄

Abb. 94 a–e. Scheibenmeniskus im linken Kniegelenk. **a** Im Sonogramm zeigt sich das Hinterhorn, das im Gegensatz zur gesunden Seite deutlich plumper erscheint und die typische Dreiecksform des Meniskus vermissen läßt. Im Basisbereich multiple wolkige Degenerationsherde, die einen Großteil der Schallenergie reflektieren, so daß die tiefer gelegenen Meniskusanteile nur andeutungsweise erkennbar sind. **b** Bei der arthroskopischen Untersuchung läßt sich zusätzlich ein Horizontalriß feststellen, der innerhalb des degenerativen Echomusters im Sonogramm nicht sicher erkennbar ist. **c** Arthrogramm. **d, e** Gegenseite (Normalbefund)

5.11 Chondrokalzinose/Chondromatose (Abb. 96)

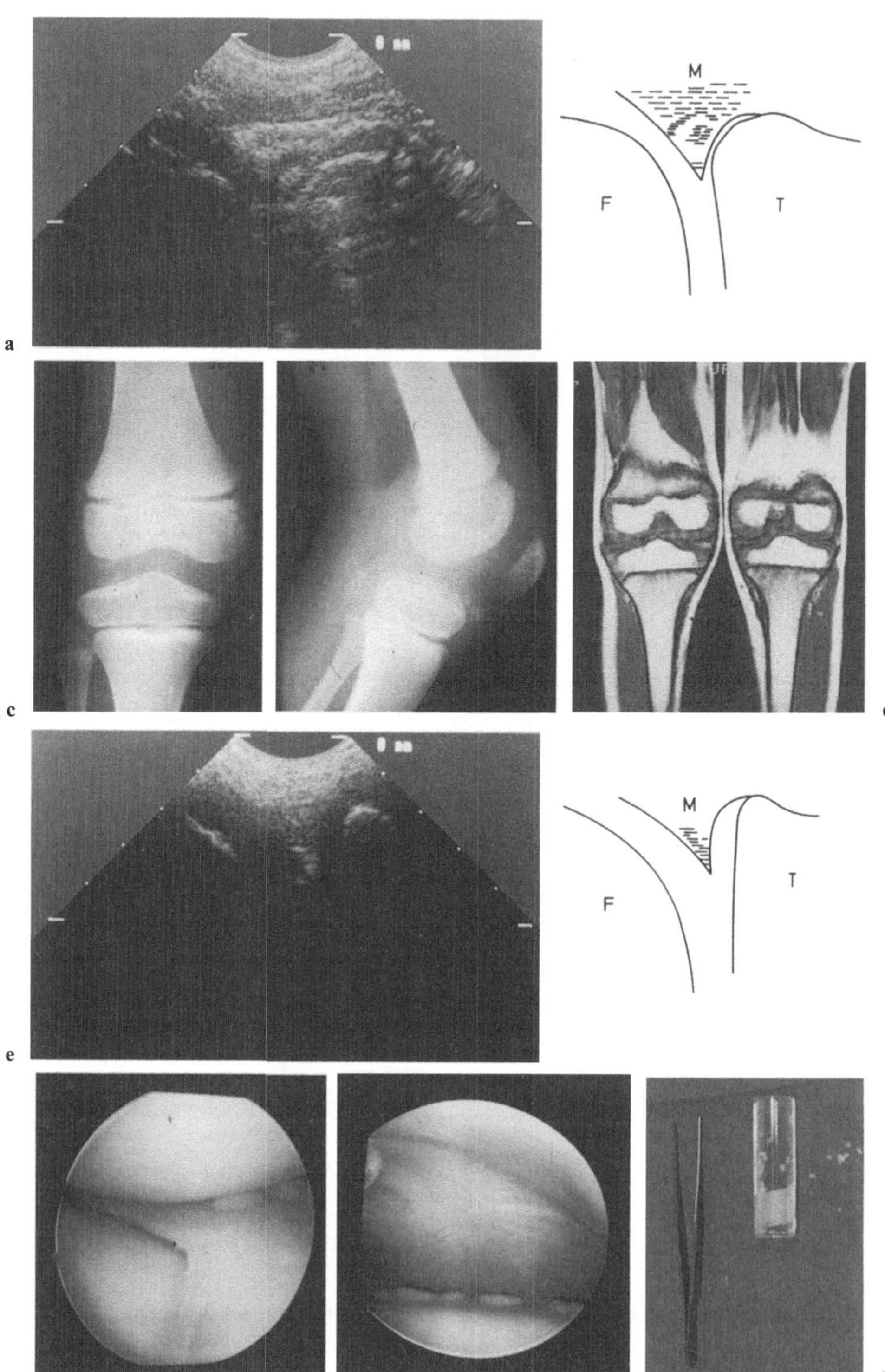

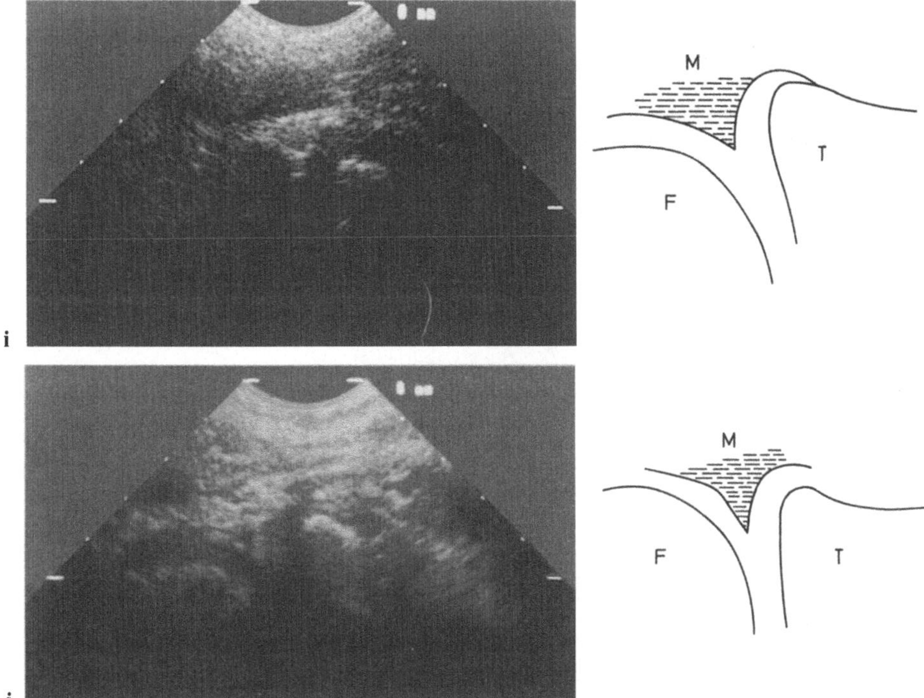

Abb. 96 a–j. Chondrokalzinose und Chondromatose des rechten Kniegelenkes bei einem 7jährigen Jungen. Sonographisch **(a)** zeigt sich eine hyperdense, verbreiterte Meniskusbasis, die der röntgenologisch und arthroskopisch nachgewiesenen Chondromatose entspricht. Im Spitzenbereich des Meniskus zeigt sich ein rundes Echomuster mit deutlich sichtbarem echoarmem Hof, das einem Verkalkungsherd innerhalb des Meniskus entspricht. Dieser Befund wird sowohl durch die im Nativröntgenbild **(b, c)** als auch im Kernspintomogramm **(d)** nachgewiesenen chondrokalzinotischen Herden bestätigt. **e** Freie Gelenkkörper, die direkt der Meniskusspitze anliegen und arthroskopisch **(f, g)** auf dem Meniskus liegend nachgewiesen werden. Es handelt sich um Corpora libera im Rahmen einer Chondromatose. Die operativ entnommenen Partikel **(h)** entsprechen den Chondromatoseherden, die teils als freie Gelenkkörper, teils adhäsiv an der Kapsel arthroskopisch entfernt wurden. **i, j** Insgesamt nicht altersentsprechende echoreiche Darstellung des Meniskus

5.12 Osteochondrosis (Abb. 97)

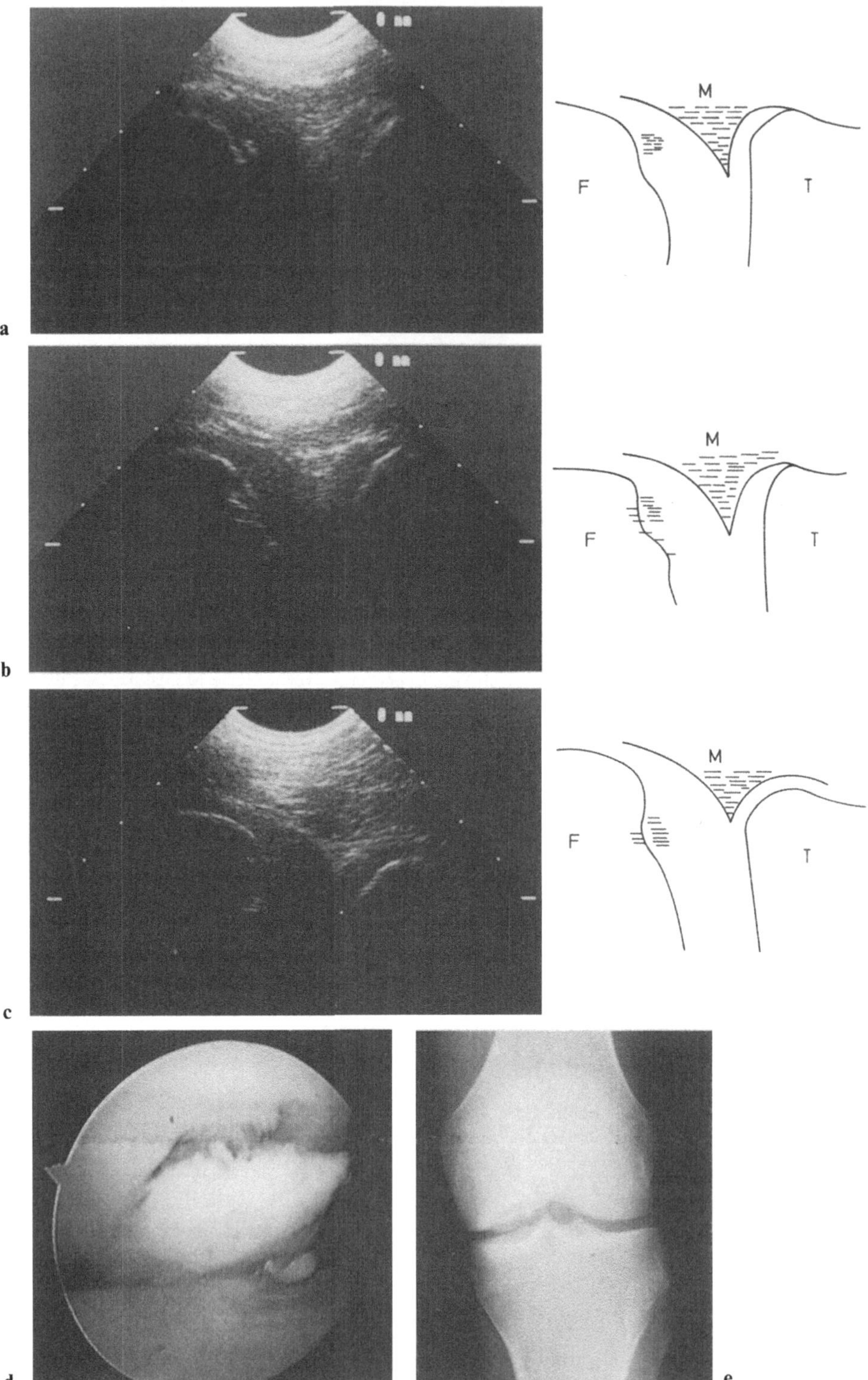

Literatur

Abendschein WF, Hatt GW (1972) Ultrasonics and physical properties of healing bone. J Trauma 12:297–301

Aisen AM, McLune WJ, MacGuire AM, Carson PL, Silver TM, Jafri SZ, Martel W (1984) Sonographic evaluation of the cartilage of the knee. Radiology 153:781–784

Baumann D, Kremer H (1977) Arthrographie und Sonographie in der Diagnostik von Baker-Zysten. ROFO 127:463

Blei CL, Nirschl RP, Grant EG (1986) Achilles tendon: US diagnosis of pathologic conditions. Radiology 159:767

Burri C, Beck H, Ecker H, Jungbluth KH, Kuner EH, Pannike A, Schnut-Neuerburg K, Schweiberer L, Schweikert C, Spier W, Tscherne H (1976) Unfallchirurgie, 2. Aufl. Springer, Berlin Heidelberg New York

Casser HR (1985) Comparative study about clinical and sonographic examination of hip dysplasia in childhood (Abstract). Symposium Danub. Orthop, Bratislava Mai 1985, p 174

Casser HR, Forst R (1985) Real-time-Sonographie des kindlichen Hüftgelenkes zur Frühdiagnostik der kongenitalen Hüftgelenksdysplasie. Klin Pädiat 197:398–408

Casser HR, Laack W (1988) Möglichkeiten und Grenzen der Ultraschalldiagnostik bei Muskel- und Sehnenverletzungen im Sport. In: Spintge R, Droh R (Hrsg) Schmerz und Sport. Springer, Berlin Heidelberg New York

Casser HR, Vehr HJ (1986) Sonographisch-radiologische Vergleichsstudie der Säuglingshüfte. Ultraschall Klinik Praxis [Suppl] 1:13–14

Casser HR, Vehr HJ (1987) Die Anwendung der ultraschallgeführten Punktion in der Arthrosonographie. In: Graf R, Schuler P (Hrsg) Sonographie am Haltungs- und Bewegungsapparat. VCH, Weinheim, S 355–375

Casser HR, Straub A, Forst R (1987) Behandlungsmaßnahmen in Abhängigkeit vom sonographischen Befund der Säuglingshüfte. In: Stuhler Th, Feige A (Hrsg) Ultraschalldiagnostik des Bewegungsapparates. Springer, Berlin Heidelberg New York Tokyo, S 261–265

Cooperberg PL, Tsang I, Truelove W, Knickerbocker WH (1978) Grey scale ultrasound in the evaluation of rheumatoid arthritis on the knee. Radiology 126:759–763

Crass JR, Craig EV, Thompson R, Feinberg SB (1984) Ultrasonography of the rotator cuff: surgical correlation. J Clin Ultrasound 12:487–492

Derks WHJ, de Hooge P, v Linge B (1986) Ultrasonographic detection of the patellar plica in the knee. J Clin Ultrasound 14:355–360

Desantos LA, Goldstein HM (1978) Ultrasonography in tumors arising from the spine and bony pelvis. AJR 129:1061

Dorn R, Küsswetter W, Stuhler T (1981) Ultraschalldiganostik zur Verlaufskontrolle von bei Skoliosen. Sommertagung Österr Ges Orthop u Chir. Villach, 1981

Dragonat P, Claussen C (1980) Sonographische Meniskusdarstellungen. ROFO 133 (2):185–187

◀

Abb. 97 a–e. Osteochondrosis dissecans der medialen Femurrolle. **a–c** Sonographisch zeigt sich eine unregelmäßige unterbrochene Echokontur des Femurknochens mit massiv verbreiterter echoarmer Auflagerung (Knorpelödem). Die Basis des Meniskus zeigt insgesamt eine deutliche Verstärkung. Wie **c** zeigt, handelt es sich hier um einen resezierten Innenmeniskus, so daß im Sonogramm nur eine plumpe kleine Meniskusbasis imponiert. **d** Arthroskopie-, **e** Röntgenbild

Eckel H, Lindner J, Petzold MV et al. (1981) Die Bedeutung von Arthrographie und Arthroskopie in der Diagnostik der Meniskusverletzung. Eine vergleichende Untersuchung. Rontgenblätter 34:43–50
El-Khoury GY, Bassett GS (1980) Symptomatic bursa formation with esteochondromas. AJR 133:895–898
Ernst J (1985) Ultraschalldiagnostik in der Rheumatologie. Aktuel Rheumatol 10:35–42
Fornage BD, Touche DH, Segal P, Rifkin MD (1983) Ultrasonography in the evaluation of traumatic muscular pathology. J Ultrasound Med 2:549–554
Fornage BD (1986) Achilles tendon: US-examination. Radiology 1959:759–764
Forst R (1986) Skelettmuskulatur-Sonographie bei neuromuskulären Erkrankungen – unter Einsatz rechnergestützter Ultraschall-B-Bild-Auswertung. Enke, Stuttgart
Forst R, Casser HR (1985) 7-MHz-real-time Sonographie der Skelettmuskulatur bei Duchenne-Muskeldystrophie. Ultraschall 6:336–340
Frohberger U, Woltering H (1987) Die Impuls-Echosonographie zur Diagnostik der Achillodynie bei Leistungssportlern. Prakt Sporttraumat Sportmed 4:40–44
Ghelman B (1985) Meniscal tears of the knee: evaluation by high-resolution CT combined with arthrographie. Radiology 157:23–27
Godeau P, Charbonnier A, Balafrej M, Tard P (1979) A differentil diagnosis of sural phlebitis; popliteal cysts. Value of ultrasonography. Sem Hop Paris 55:962–972
Gebel M, Porr M, Freisel J, Wittenberg A (1977) Sonographie: Erste diagnostische Maßnahmen bei gelenkerkrankten Patienten mit den klinischen Zeichen der akuten Unterschenkelthrombose. In: Kratochwil A, Reinold E (Hrsg) Ultraschalldiagnostik. Thieme, Stuttgart
Gompels BM, Darlington LG (1979) Grey scale ultrasonography and arthrography in evaluation of popliteal cysts. Clin Radiol 30:539
Graf R (1980) The diagnosis of hip dislocation by the ultrasound compound treatment. Arch Orthop Traumat Surg 97:117
Graf R (1982) Die anatomischen Strukturen der Säuglingshüfte und ihre Darstellung. Morphol Med 2:29
Graf R (1983) Die sonographische Beurteilung der Hüftdysplasie mit Hilfe der „Erkerdiagnostik". Z Orthop 121:693
Graf R (1985a) Sonographie der Säuglingshüfte: ein Kompendium. Enke, Stuttgart
Graf R (1985b) Zum Problem der Hüftsonographie, standardisierte Aufnahmetechnik, Meßmethode und Meßfehler. Z Orthop 123:2
Graf R (1987) Was leistet die Sonographie in der Sporttraumatologie? Dtsch Z Sportmedizin 38:82–86
Graf R, Schuler P (1986) Die Säuglingshüfte im Ultraschallbild: ein Atlas. Edition Medizin, VCH, Weinheim
Greenfield MA, Craven JD, Juddleston A, Kehrer ML, Wishzo D, Stern R (1981) Measurement of the velocity of ultrasound in human cortical bone in vivo. Radiology 138:701–710
Harland U (1986) Die sonographische Untersuchung des Schultergelenkes. MOT 2:48–51
Hedtmann A, Weber A, Schleberger R, Fett H (1986) Ultraschalluntersuchung des Schultergelenks. OrthopPrax 9:647–661
Hien NM, Wirth CJ (1985) Diagnostik akuter und chronischer Kniegelenksverletzungen. Prakt Sporttraumatol Sportmed 4:3–6
Kangerloo H, Gold RH, Diament MJ, Boechat MJ, Barrett C (1984) High-resolution spinal sonography in infants. AJNR 5:191–195
Karpf PM, Rupp N (1980) Die klinische Bedeutung der Arthrographie nach Meniskus- und Kreuzbandläsionen. Z Orthop 118:73–84
Kramps HA, Lenschow E (1978) Zur Anwendung der Ultraschall-Compound-Methode zur Weichteildiagnostik und Konturendarstellung in der Orthopädie. In: Neues von Picker, Bulletin US I, 2
Kramps HA, Lenschow E (1979) Einsatzmöglichkeiten der Ultraschalldiagnostik am Bewegungsapparat. Z Orthop 117:335
Knopp W, Muhr G, Josten Ch, Brackins-Romero J (1986) Ultraschalldiagnostik postoperativer Hämatome. Unfallchirurg 89:293–299
Kratochwil A, Zweymüller K (1975) Ultrasonic examination in orthopaedic surgery. Rontgenpraxis 27:343

Kremer H, Schierl W, Schattenkrichner M, Baumann D, Metz J, Zöllner N (1977) Sonographische Diagnostik von Kniegelekszysten. MMW 119:1183–1186
Lawson TL, Mittler S (1978) Ultrasonic evaluation of extremity soft-tissue lesions with arthrographic correlation. J Can Assoc Radiol 29 58
Lukes PJ, Herberts P, Zachrisson BE (1980) Ultrasound in the diagnosis of popliteal cysts. Acta Radiol 21:663
Maner MD (1981) Ultrasonic findings in a ruptured achilles-tendon-case report. Med Ultrasound 5:81–82
Mayer R, Wilhelm K, Pfeifer KJ (1984) Sonographie der Achillessehenenruptur. Digitale Bilddiagnostik 4:185–189
Mende V, Rieden K, Braun A, Weischedel U, zum Winkel K (1986) Die real-time-Sonographie: Ein wichtiges bildgebendes Verfahren bei Diagnostik und Therapieplanung von Skelettmetastasen. ROFO 145, 4:373–378
Middleton WD, Edelstein G, Reinus WR, Melson GL, Murphy WA (1984) Ultrasound of the rotator cuff: technique and normal appearance. J Ultrasound Med 3:549–551
Miller JH, Reid BS, Kemberling CR (1982) Utilization of ultrasound in the ovaluation of soinal dysraphism in children. Radiology 143:737–740
Müller-Brodmann W, Goebel KM (1982) Ultraschalldiagnostik entzündlicher Kniegelenkserkrankungen. Dtsch Med Wochenschr 107:1400–1403
Nassiri DK, Nocholas D, Hill CR (1979) Attenuation of Ultrasound in skeletal muscle. Ultrasonics 17:230–232
Paar O, Reiser M, Bernett P (1985) Stellenwert der Arthrographie in der Diagnostik unklarer Kniebeschwerden. Erfahrungen zur Läsion der Meniskusansatzzone. Unfallchirurg 88:452–456
Porter RW, Wicks M, Otteweil D (1978) Measurement of the spinal canal by diagnostic ultrasound. J Bone Joint Surg 60B:481–484
Rickling P, Rüttimann A, del Buono MS (1980) Die Meniskusläsion – Diagnostik, Differentialdiagnostik und Therapie, 2. Aufl. Thieme, Stuttgart
Röhr E (1984) Die Sonographie des Kniegelenkes. Orthop Praxis 11:937–943
Röhr E (1985a) Experimentelle Untersuchung zur sonographischen Darstellung der Kreuzbänder. ROFO 143:467–468
Röhr E (1985b) Die sonographische Darstellung des hinteren Kreuzbandes. Rontgenblatter 30:377–379
Rott HD, Mulz D (1982) Muskeldystrophie Duckenne: Konduktorinnenerfassung mit Ultraschall. Dtsch med Wochenschr 107:1678–1681
Rudofsky G (1986) Zirkulation – angewandte Angiologie, 2. Aufl. perimed, Erlangen
Sattler G (1984) Die Arthrosonographie – ein neues zusätzliches bildgebundenes Verfahren in der Erfassung von Erkrankungen des Kniegelenks. Z Rheumatol 43:160–166
Sattler H, Gerhold H (1984) Die Arthrosonographie – ein neues zusätzliches bildgebendes Verfahren in der Erfassung von Erkrankungen des Kniegelenks. Z Rheumatol 43:160
Schäfer H (1983) Die Arthrographie nach Sportverletzungen des Kniegelenks. Radiologie 23:414–420
Schuler P (1984) Die sonographische Differenzierung der Hüftreifungsstörungen. Orthop Praxis 20:218
Schuler P, Rossak K (1984) Sonographische Verlaufskontrollen von Hüftreifungsstörungen. Z Orthop 122:136
Selby B, Richardson ML, Teitz CC, Larson RV, Mack LA (1986) High resolution sonography of the menisci of the knee. Invest Radiol 21:332–335
Seltzer SE, Finberg HJ, Weismann BN (1980) Arthrosonography: technique, sonography, anatomy and pathology. Invest Radiol 123:759
Simpson FG, Robinson PJ, Bark M, Losowsky MS (1980) Prospective study of thrombophlebitis and "Üseudothrombophlebitis". Lancet 1:331
Sohn C, Casser HR (1988) Erste Erfahrungen in der Meniskussonographie. Orth Prax in Druck
Sohn C, Gerngroß H, Bähren W, Swobodnik W (1987a) Sonographie des Meniskus und seiner Läsionen. Ultraschall 8:32–36
Sohn C, Gerngroß G, Griesbeck F (1987b) Wertigkeit, Technik und klinische Anwendung der Meniskussonographie. Unfallchirurg 90:173–179

Sohn C, Gerngroß H, Meyer P, Sohn G (1987c) Meniskussonographie. Aussagekraft und Treffsicherheit im Vergleich zu Arthrographie und Arthroskopie oder Operation. Fortschritte Med 105:81–85

Sohn C, Gerngroß H, Bähren W, Danz B (1987d) Meniskussonographie – Alternative zur invasiven Meniskusdiagnostik? Dtsch Med Wochenschr 112:581–584

Stocker K (1982) Sonographische Diagnostik der Kniekehle. In: Krarrer A (Hrsg) Sonographische Diagnostik innerer Erkrankungen. Urban & Schwarzenberg, München, S 121–126

Tonino A (1978) The assessment of clinical diagnosis, arthrography and arthroscopy in the diagnosis of disorders of the knee. III. Congress of the International Arthroscopy Association, Oct 14–19

Vehr, HJ, Casser HR (1987) Die ultraschallgeführte Gelenkpunktion-Methode und erste Ergebnisse. In: Henche AR, Hey W (Hrsg) Sonographie in der Orthopädie und Sportmedizin. ML, Uelzen, S 113–120

Wetzel R, Gondolph-Zink B (1987) Ultraschalldiagnostik in der Rheumatologie – Aussagekraft, Stellenwert und Ergebnisse. Aktuel Rheumatol 12:61–65

Wiesen R, Rossak K (1986) Ultrasonographie in der Orthopädie bei Weichteilerkrankungen und Weichteilverletzungen. MOT 2:42–47

Wingstrand H, Egund N, Corlin NO, Forsberg L, Gustafson T, Sundin G (1985) Intracapsular pressure in transient synovitis of the kip. Acta Orthop Scand 56:204–210

Zweymüller K, Kratochwil H (1975) Ultrasound as a diagnostic aid in psoas abscess. Arch Orthop Unfallchir 81:239